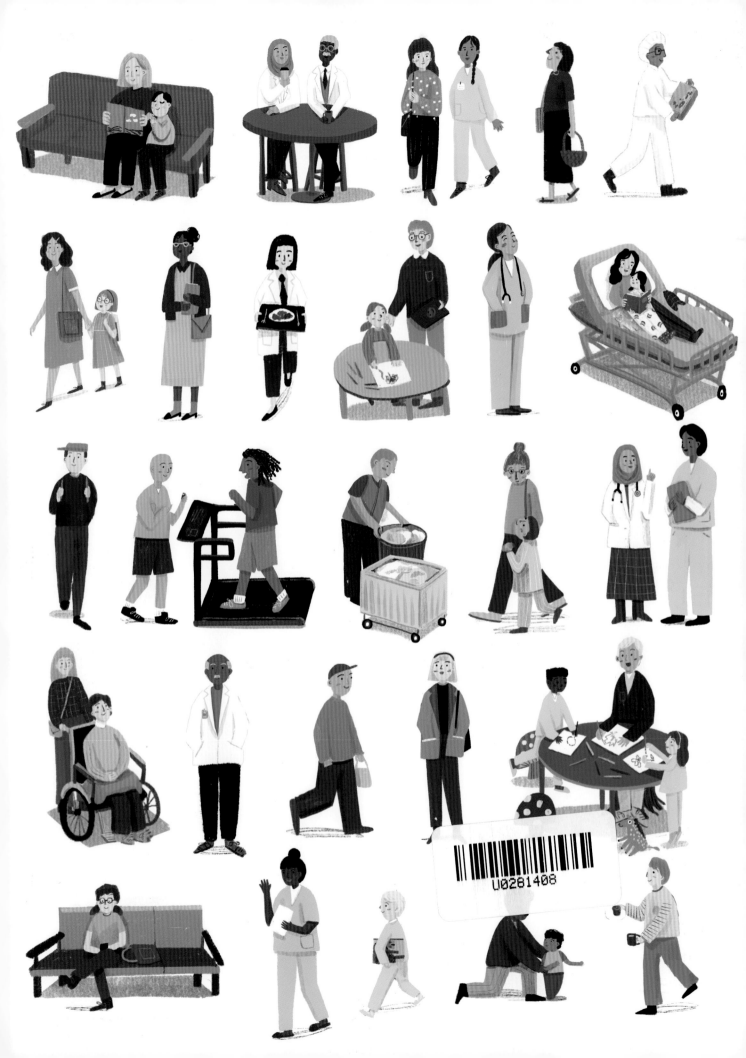

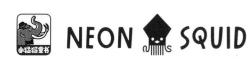

NEON SQUID

[英]克丽丝托·沃拉医生/著　[英]徐瑾妮/绘　马瑞泽/译

医院的一天

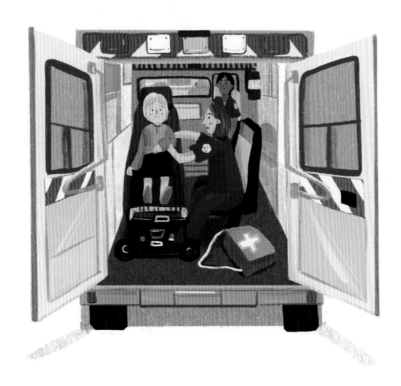

电子工业出版社·

Publishing House of Electronics Industry

北京·BEIJING

目 录

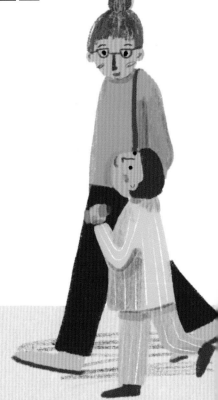

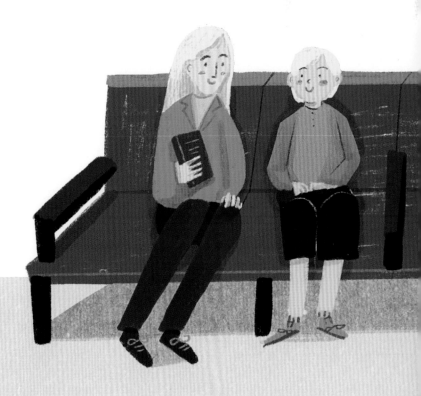

欢迎来到医院！

我叫克丽丝托·沃拉，是一名医生。从小我就知道我想当医生。我的妈妈是一名护士，我小时候总喜欢把她的医学教科书翻得哗哗响。我很好奇，人体是如何运转的，以及当身体某个部位受伤时会怎样。我还很好奇，为什么有些人要比其他人更健康。

如果我还是个孩子，我一定会喜欢这本书的！故事发生在一家繁忙的医院里。当你翻阅这本书时，你会看到许多了不起的人，从外科医生、护士到清洁工，他们团结协作来守护每个人的健康。

去医院——要么是去探病，要么是去看病——听起来有些可怕。我希望看完这本书，能帮助你了解医院里每天都在发生着什么。除了讲解不同岗位的人所做的不同工作，这本书还会告诉你医院所用的医疗技术背后的科学。

如今，我在位于美国巴尔的摩市的约翰霍普金斯医院做住院医师。住院医师是医学院毕业后，接受特定培训计划的医生。每天我都在学习如何给患者提供最好的治疗！这项工作非常了不起，每天都有新的挑战。我与出色的医生和其他专业医务人员共同协作，目标是为我们的患者提供卓越的护理。

如果下次你在医院诊室或者候诊室等待时，不妨拿出这本书来看看，找一找书中对应的不同岗位的人员。说不定它会激励你有朝一日到医院工作……

克丽丝托·沃拉医生

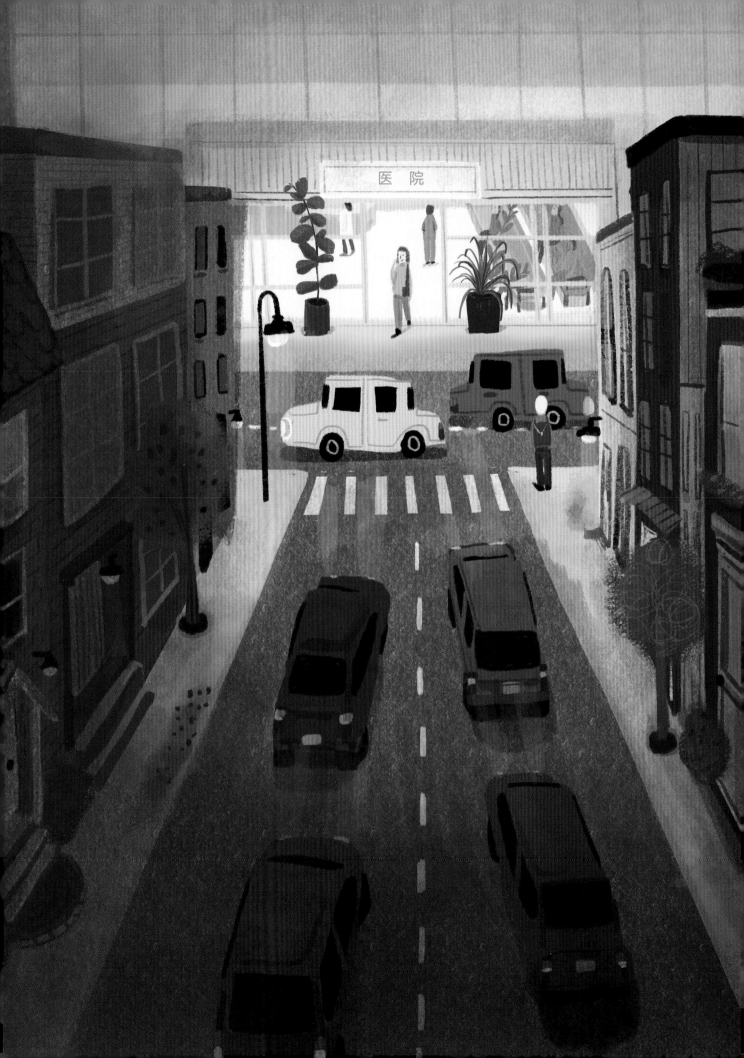

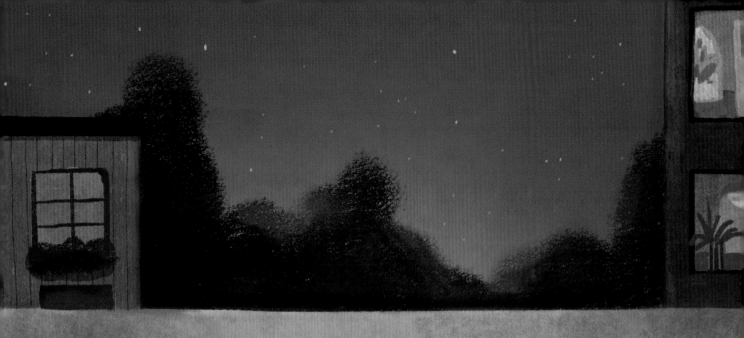

黑夜里的灯塔

在太阳升起、鸟儿开始歌唱之前，城市里有一个地方是醒着的。黑暗笼罩着沉睡的建筑物，而其中有座灯塔遥遥在望——那里就是医院！

你永远不知道什么时候有人会生病，或者有什么意外事故发生，所以医院的工作人员必须随时待命。医院全天24小时开放，即使在最漆黑的夜晚，医院里面的工作人员也会让它保持明亮。

医院是人们来寻求帮助的地方，从骨折患者到准父母，医院欢迎所有需要帮助的人。这里有很棒的工作人员，他们很善良，致力于帮助人们早日康复。他们将在这里度过漫长的一天！

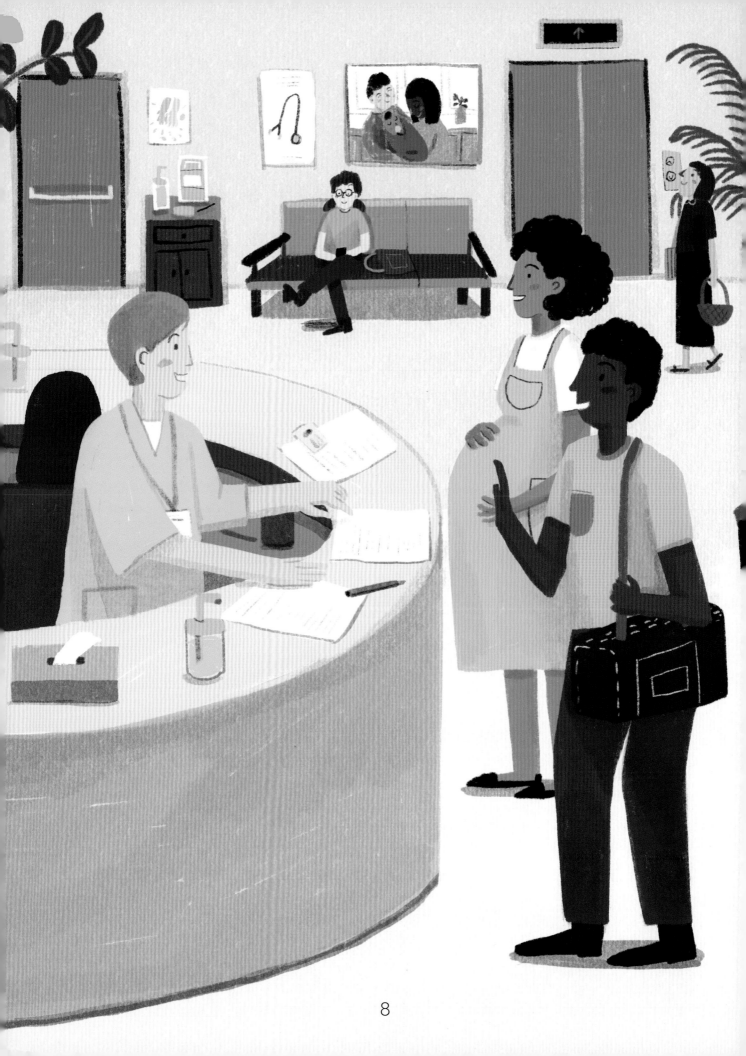

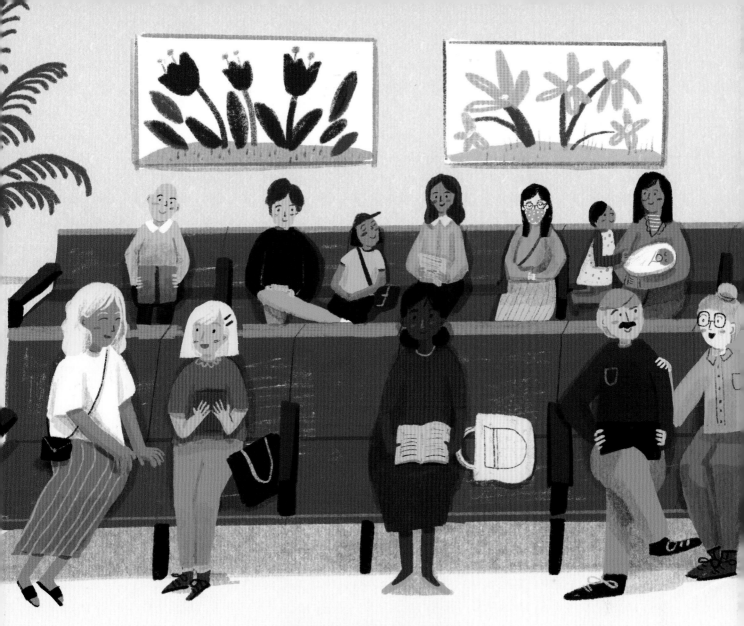

到达导医台

早上八点，苔丝和奥马里到了医院。在此之前，苔丝感觉到腹部有一股强烈的挤压感，有些不舒服。她已经怀孕9个月了，这是她的第二个宝宝。奥马里电话咨询了医院，医生建议他们尽快来医院——苔丝快要分娩了！在去医院的路上，苔丝的呼吸有些沉重，奥马里打开电台播放了些轻音乐，想帮她放松下来。

一到医院，这对夫妻就去了导医台。奥马里的肩上挎着一个包，里面装着宝宝出生后需要的东西。他们回答了工作人员几个问题，然后被引导至通往产科诊室的电梯。

厨房

　　厨房是医院最繁忙的地方之一，尤其是在早餐时间。患者们都想吃点美食，主厨特里尼和她的团队的工作是确保食物既健康又营养。患者在病房里就可以点餐，订餐下单后，餐食将直接送到他们手上！

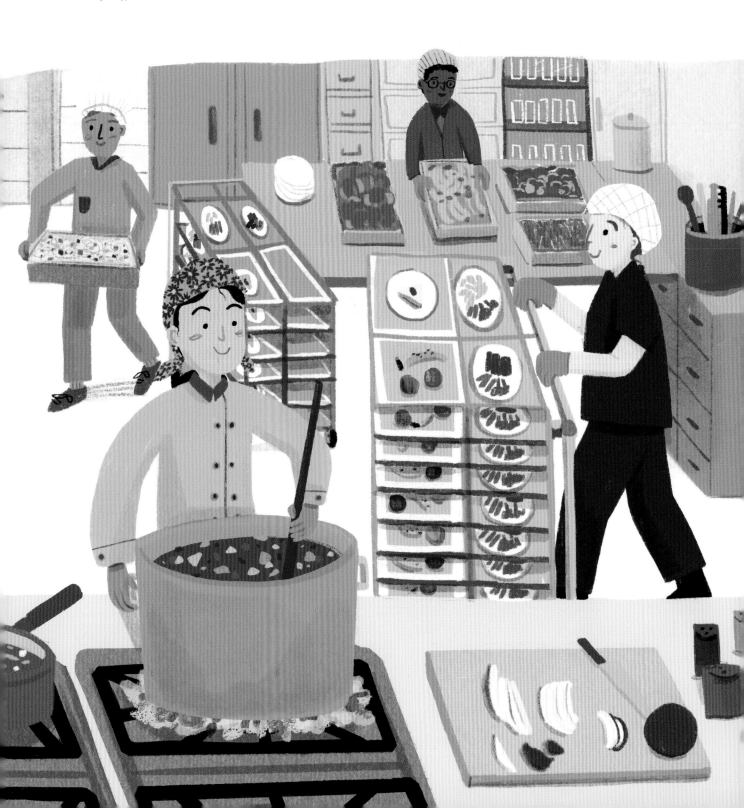

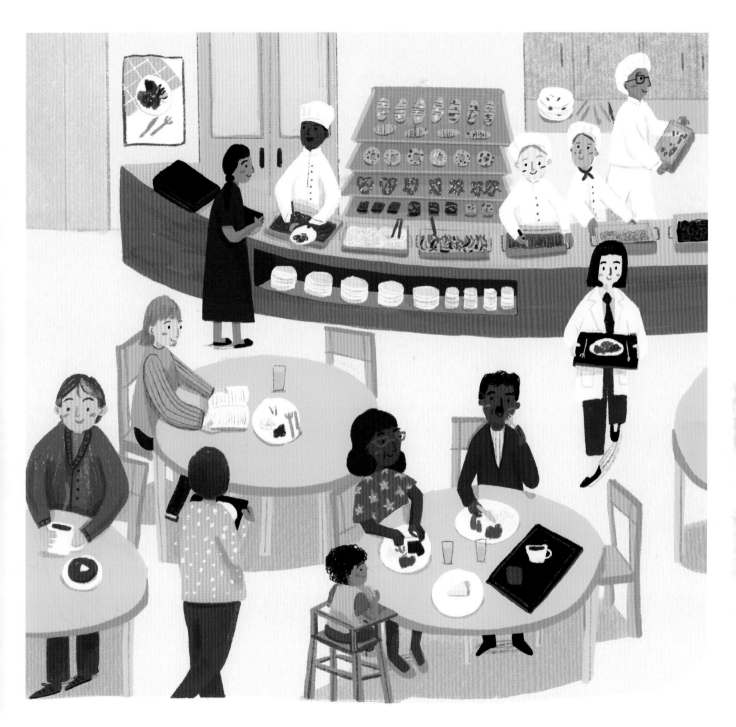

　　与此同时，在食堂里，病人家属和医院的工作人员络绎不绝，向友善的食堂员工购买餐食或者咖啡。在这里，人们可以与朋友会面，谈论当天的头条新闻。乔安娜医生在去检查她的病人之前，在托盘里盛满了早餐。而苔丝和奥马里一家在这里随便吃了点。

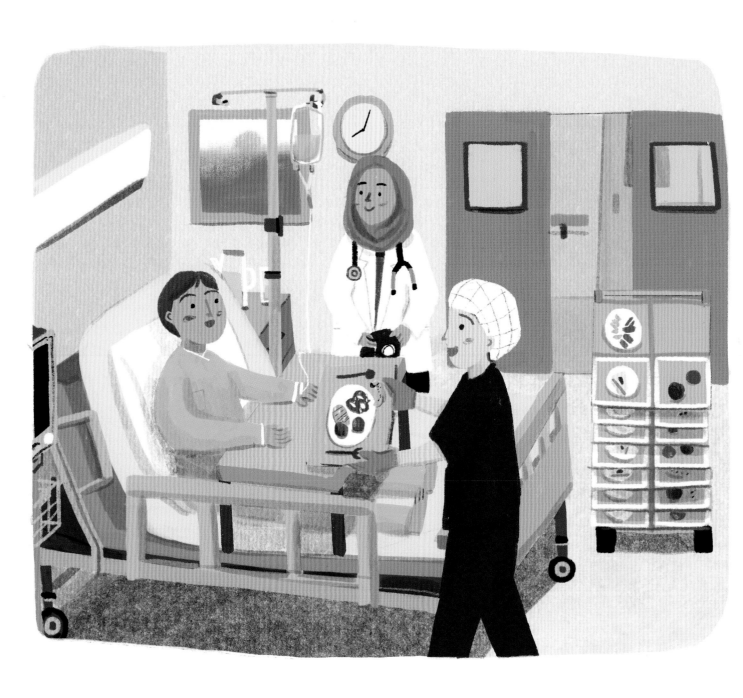

床上的早餐

　　这是杰西住院的第二天，当看到早餐从厨房送来时，他非常开心。昨天他发高烧了，在和表弟玩耍时，很快就累倒睡着了。杰西的妈妈担心他生病了，带他来医院做了些检查。杰西被分诊到了儿科诊室——专门帮儿童看病的科室。沃达医生决定留杰西住院治疗，第二天早上杰西看起来好多了，他的妈妈很高兴。

这些东西都是做什么用的？

　　每个医院的病房都配备了神奇的器械和仪器，用于治疗各种疾病和监控患者的病情。以下是你可以在大多数病房中看到的一些常用器械和仪器。

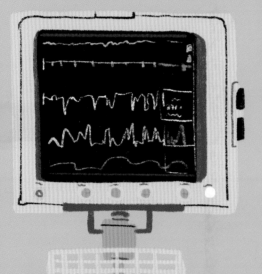

监护仪

屏幕上显示与患者健康相关的重要信息，例如患者的心率。

输液装置

这个袋子中装有药液，通过静脉输液管进入患者的身体。

听诊器

这个工具可以让医生听到患者体内不同的声音，比如肺部的呼吸声。

血压计

这个工具包裹在患者的手臂上，能让医生知道患者的心脏向全身输送血液的情况。

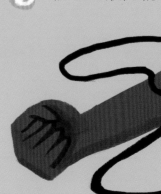

病床

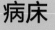

病床上配有不同的按钮，可以调节床头的倾斜度，还有呼叫护士的按钮。

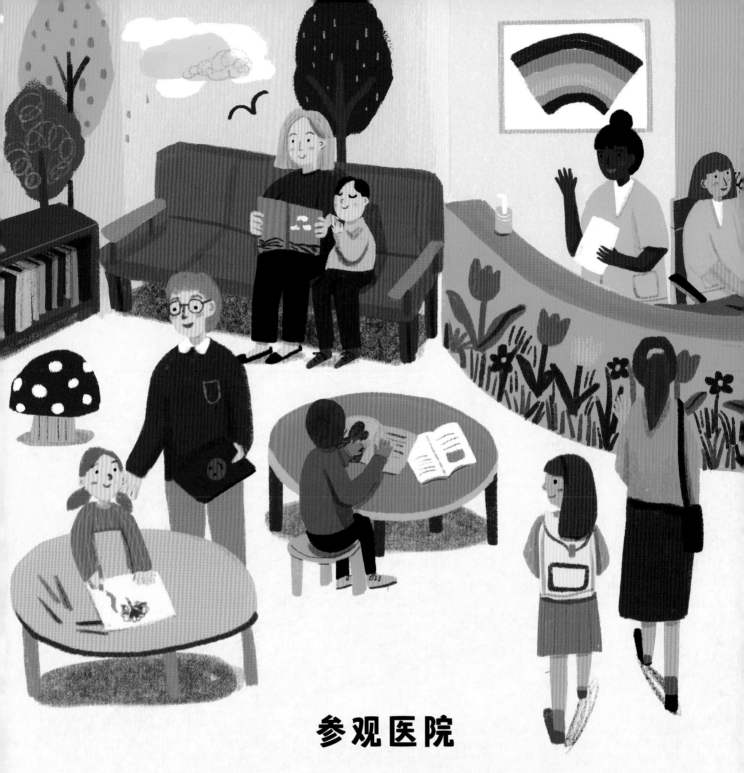

参观医院

医院面向不同的病人划分了不同的科室。民韩和他的奶奶正在儿科诊室的休息区看书，民韩的妹妹正在儿科接受治疗。民韩和他的奶奶、妹妹每周都会来一次这里，所有的护士都知道他的名字。等他长大了，他很想成为一名护士，这样就能帮助像妹妹一样的病人了。

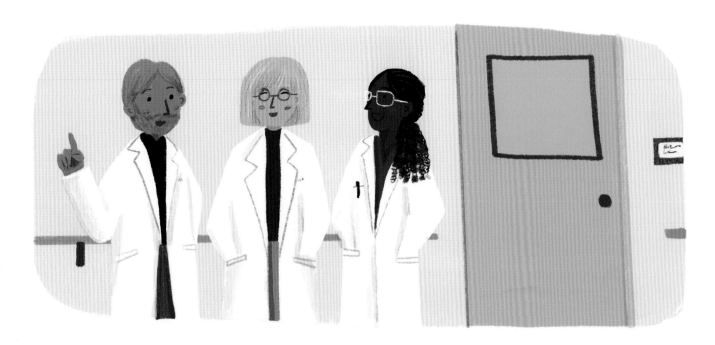

　　在产科病房，医生斯文带着团队正在逐个病房巡视，他们每天查看一次患者的情况，这项工作叫作查房。团队由医生、护士还有医学生组成。

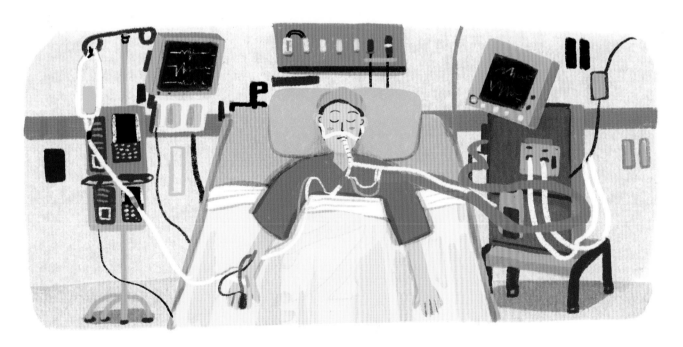

　　有时，患者病情严重，需要全天24小时监护，他们住在医院里一个叫作重症监护室的病房。在这里工作的医护人员都受过照顾重症患者的培训。

抽血

　　玛利亚是采血员，顾名思义，她的工作是从病人的身体里抽血。无论大人还是孩子，都很害怕扎针，但玛利亚是这项工作的超级明星。扎针前她会让患者先放松下来，以便更容易获得检验所需的足够血液，看看身体出了什么问题。

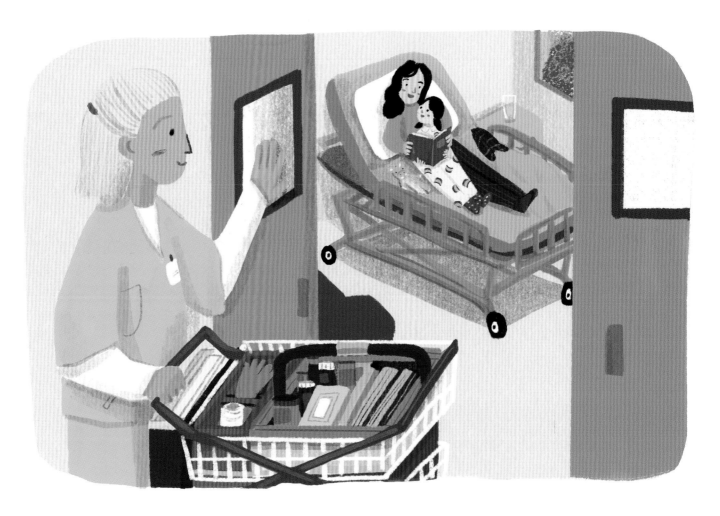

　　玛利亚有个特别的手推车，她会推去每个病房。车上有化验室采集血样所需的一切器材，包括各种颜色的检测试管、胶布和清洁湿巾。玛利亚还会给每位患者的血样贴上标签，确保他们的抽血结果会被送至对应的科室。

今天，玛利亚正在给身体不舒服的莲抽血，玛利亚让莲放松手臂，并看向她的妈妈。玛利亚数到三，将针头插入了莲的手臂。她采集了几管血，拔出针头，将一个棉签按压在莲的手臂上。

她边往手推车上收工具，边说："看，没什么大不了的，对吧？"

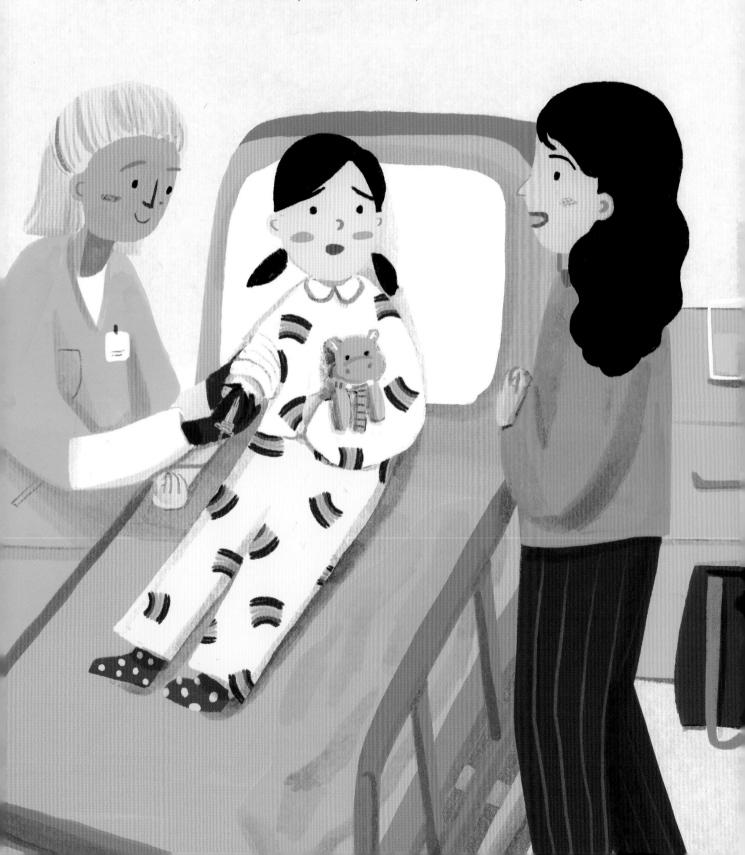

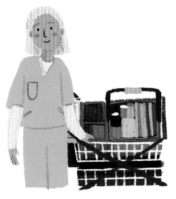

采血员

采血员经过培训，从病人身上采血样时要细致轻柔。

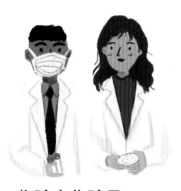

化验室化验员

化验室化验员负责对患者血液样本进行不同的检测。

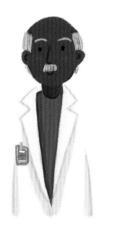

生化专家

生化专家是经过培训的医生，负责查看血样检测结果并做出判断。

检验团队

　　一旦医生下达指令，请求采集血样做特定化验，玛利亚这样的采血员就会收到通知。他们去病床旁，抽取血样至试管中，然后将样本送到化验室，由化验员检测。

手推车

从早到晚，你随时都可能碰见采血员推着手推车穿行在走廊里。因为他们不知道哪里可能会需要他们，所以需要准备好全部工具随时待命。

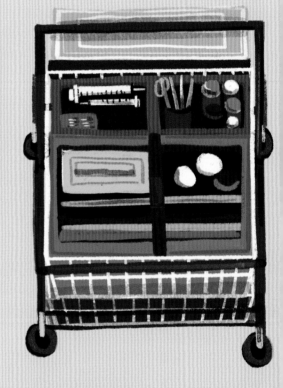

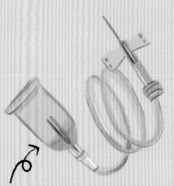

采血员用一种特殊的针头从患者身体里抽取血样。

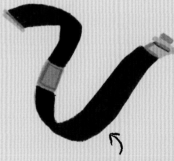

绳带用于系在患者手臂上，以便能更容易看清血管。

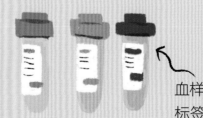

血样存放在贴好标签的试管里。

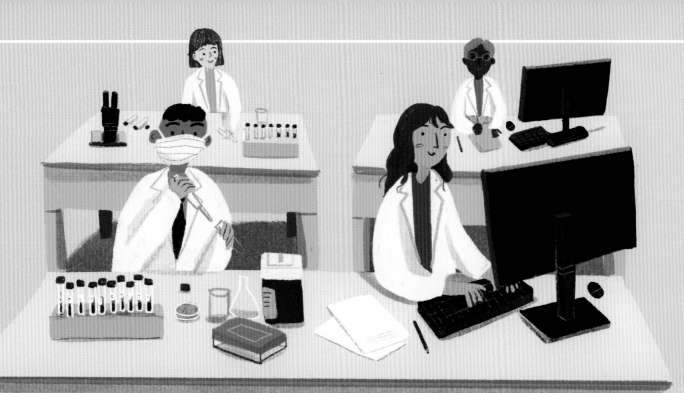

化验室

化验室是做检验的地方，又叫作生物化学实验室。罗恩医生正在用显微镜观察血样，稍后他会将结果告知请求检验的医生。从化验室获取的信息，有助于指导医生对病人的诊断。

化验员检验血液样本的小容器被称为培养皿。

载玻片用于放在显微镜下，以便更清晰地观察血样。

移液吸管，用于将液体从一个地方转移到另一地方。

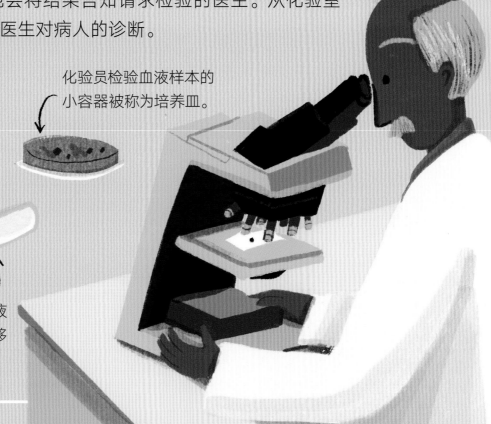

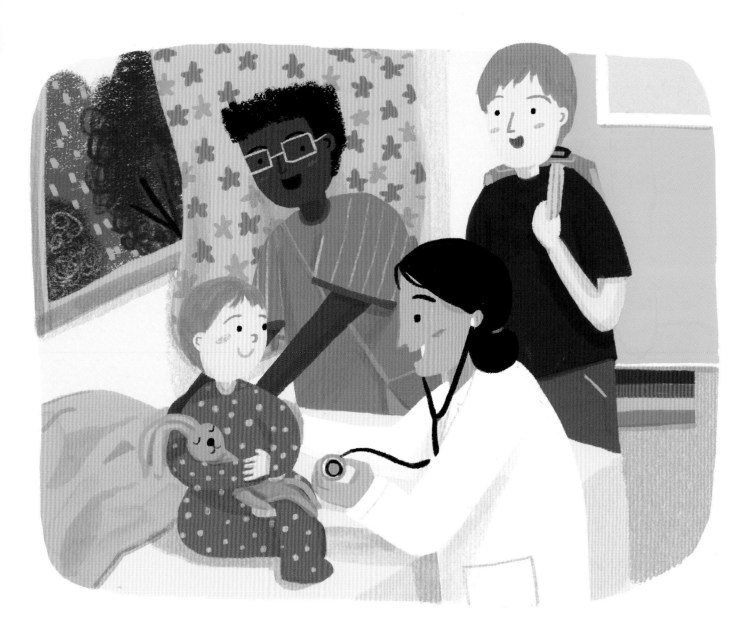

去看全科医生

 并不是所有的医生都在医院工作，有些医生在附近的全科医生诊所工作。当你身体正常想做一个常规体检，或者你感觉有点不舒服时，可以去全科医生诊所看医生。有时，全科医生会建议你去医院接受进一步的治疗。

 今天，罗斯和她的爸爸（还有她的兔子耳朵先生）来到全科医生诊所进行体检，玛雅医生对罗斯的健康状况很满意。她给耳朵先生也做了彻底的检查。

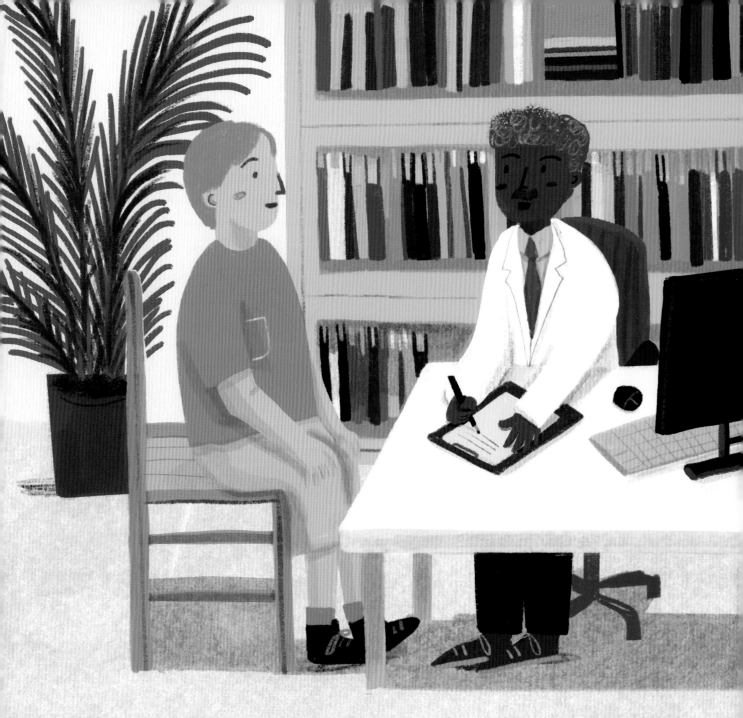

　　在诊所里的另一个诊室，亚伦坐在拉希姆医生身旁。亚伦最近心情很不好，他发现自己不想起床，总是感觉很累，也没有精力做他曾经喜欢的事情，比如烘焙和遛狗。

　　亚伦患有抑郁症，他每隔几个月就会去看拉希姆医生，讨论他最近的情况和能让他感觉更好点儿的治疗方案。拉希姆医生是一位精神科医生，专门帮助人们改善心理健康。

激动人心的等待

特伦斯正陪着他的孙子贾斯汀玩耍，同时他们一家正在等待新的家庭成员的到来。医生告诉他们，苔丝和奥马里的宝宝就快要出生啦！奶奶琼恩想要分散自己的担忧情绪，于是和一位正等待姐姐分娩的陌生人聊起来。特伦斯非常激动，他的家人们都是在这所医院里出生的，所以他对这间候诊室有着非常美好的回忆。贾斯汀只有两岁，他能够意识到正在发生一些特别的事情，但他还不知道自

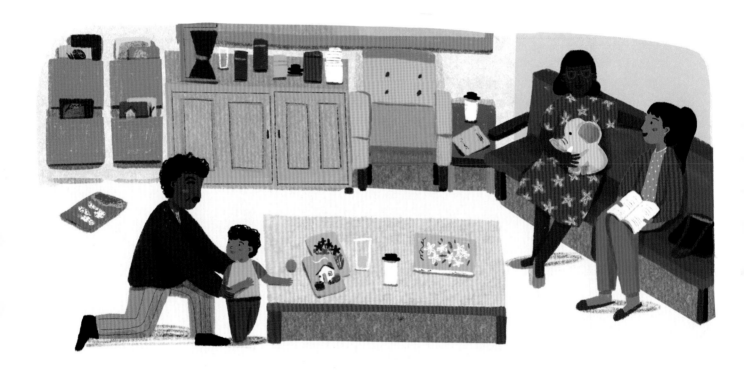

己马上就会有一个弟弟或妹妹。现在他发现房间里到处都是有趣的玩具，开心地和爷爷玩起来。

产房里，苔丝和奥马里有些焦虑不安，助产士来看过他们，并给苔丝做了检查。她让他们放心，一切都进行得很顺利。现在只是时间问题！

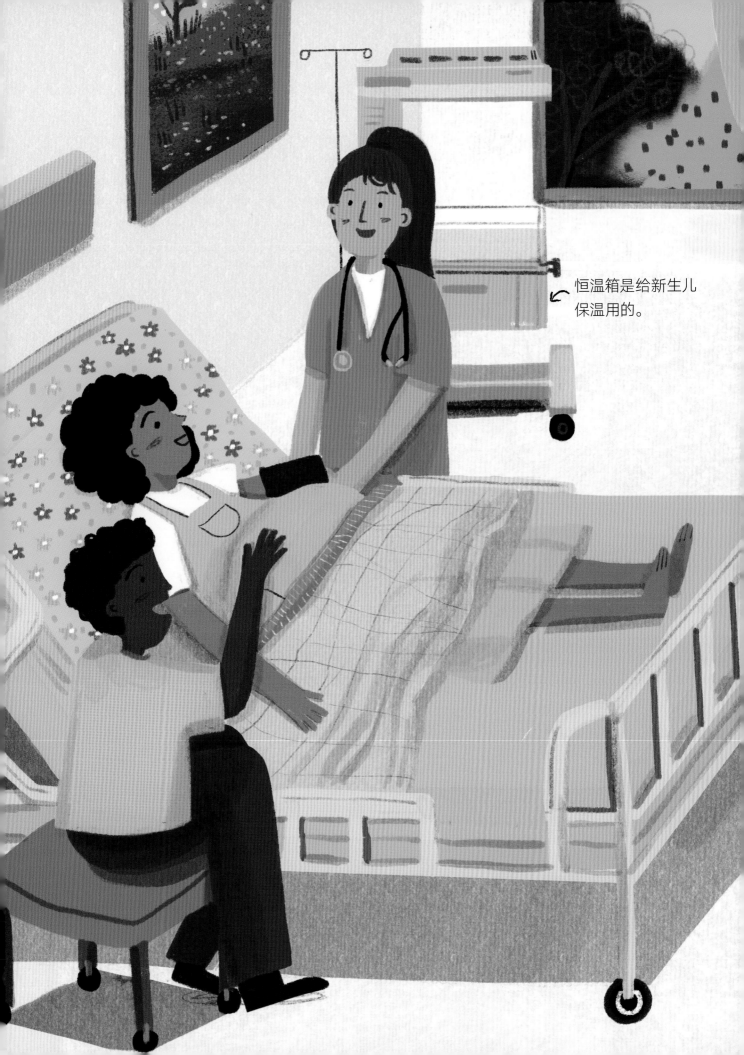

恒温箱是给新生儿保温用的。

术前准备

手术室是做外科手术的地方。但是，在对患者进行手术之前，每个人都必须非常小心，确保自己穿着正确并且是无菌的衣服。手术室外面有一个水槽，装有一种强力肥皂，能杀死许多的细菌。凯瑟琳医生先用流动的水冲洗指尖到肘部，然后再用肥皂彻底洗刷一遍，最后冲掉所有的泡沫和污垢。

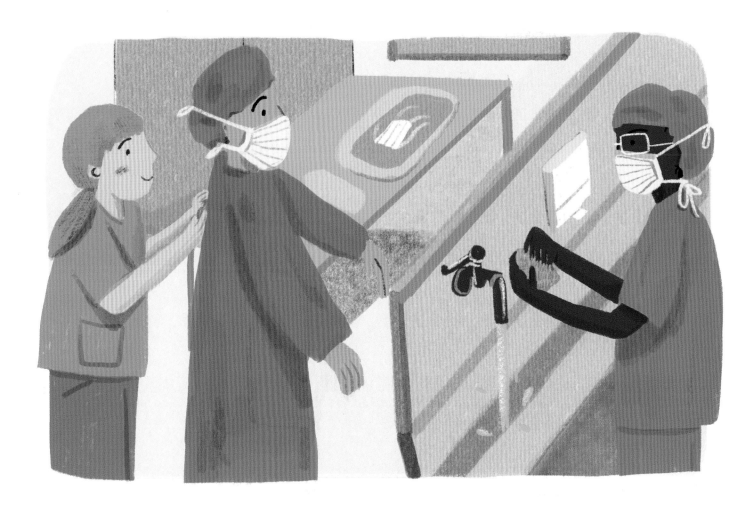

与此同时，助理之一的萨拉，帮同事米格尔系紧手术服，这些手术服是一次性的。萨拉很兴奋，她喜欢做这项富有挑战的工作。尽管手术很有压力，但萨拉喜欢和一大群人合作，帮助患者康复。

希拉已经准备好被推进手术室接受阑尾手术，希拉的阑尾发炎了，最好的办法是切除它。手术之后，希拉就会康复了。

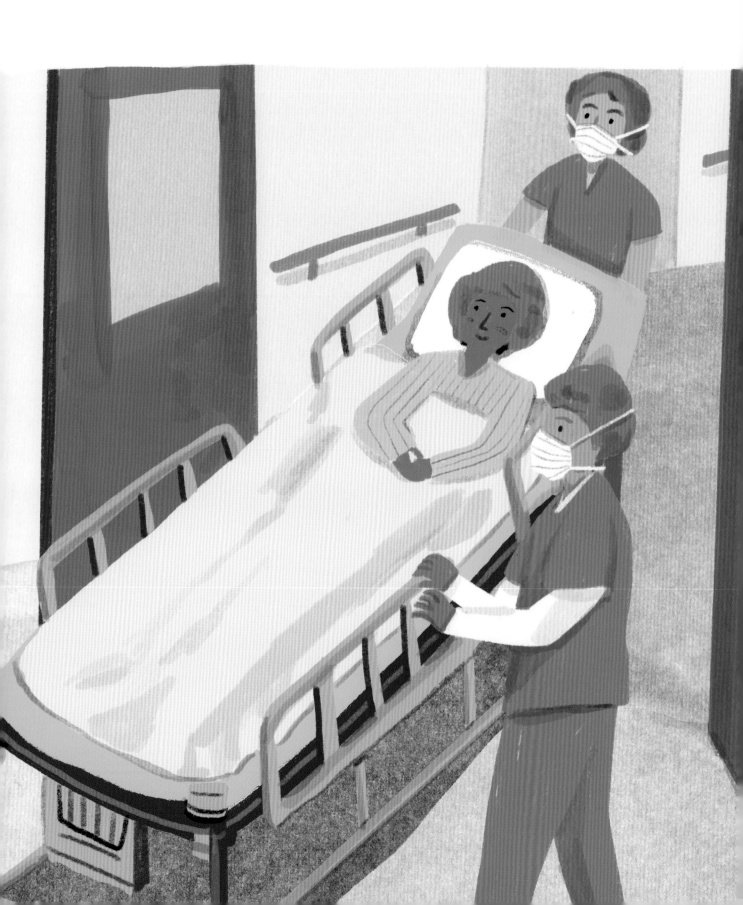

手术室

让诊疗团队看清楚很重要，所以手术室内非常明亮。

希拉做手术的时间到了，她被推进手术室里。医院的这个房间里有一些特殊的设备，可以进入病人身体里治病。此外，这个房间的空间足够大，外科团队可以在病人身边轻松地移动。

监护仪提供最有价值的信息，显示手术期间病人的身体状况。

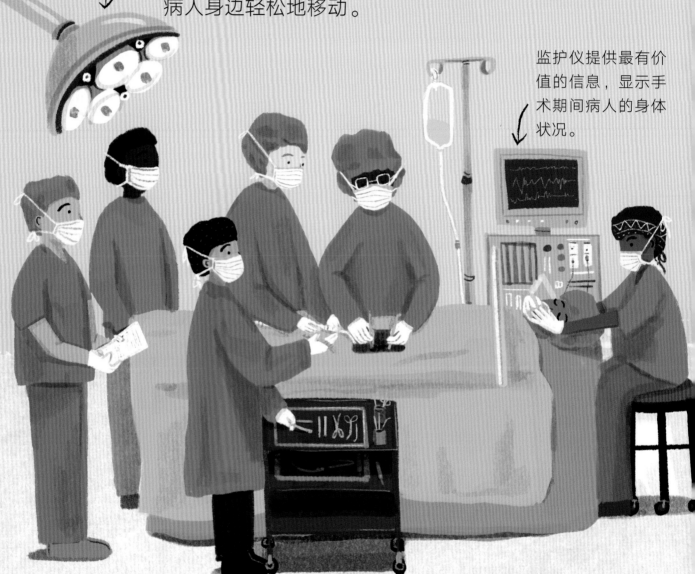

做手术

希拉被注射了一种药物，让她在手术时睡着——也就是说在手术期间，她感觉不到一丝疼痛。凯瑟琳医生是这台手术的主刀，她请每个人自我介绍，并且说明他们在照料希拉时担任的角色。开始手术！

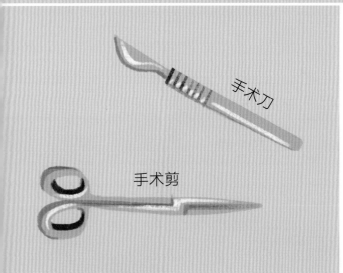

手术刀

手术剪

手术镊

牵开器（又称拉钩）

血管钳

吸引管

操作工具

外科医生使用不同的工具，来修复我们身体的各个部分。这些工具可以帮助外科医生缝线、切除、拉动及精准地打结。

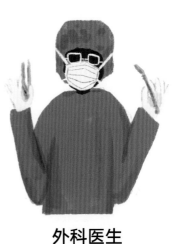

外科医生

外科医生是专门治疗外科疾病的医生。

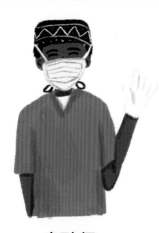

麻醉师

麻醉师确保患者在手术期间感觉不到任何疼痛。

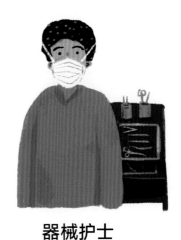

器械护士

器械护士负责递给外科医生手术时所需要的工具。

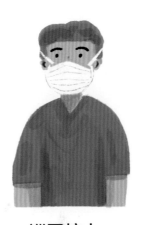

巡回护士

巡回护士负责在手术期间为患者提供所有的护理。

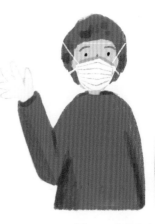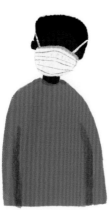

第一助手和第二助手

这些助理医生通常是正在接受培训的医生，他们负责在手术过程中协助外科医生。

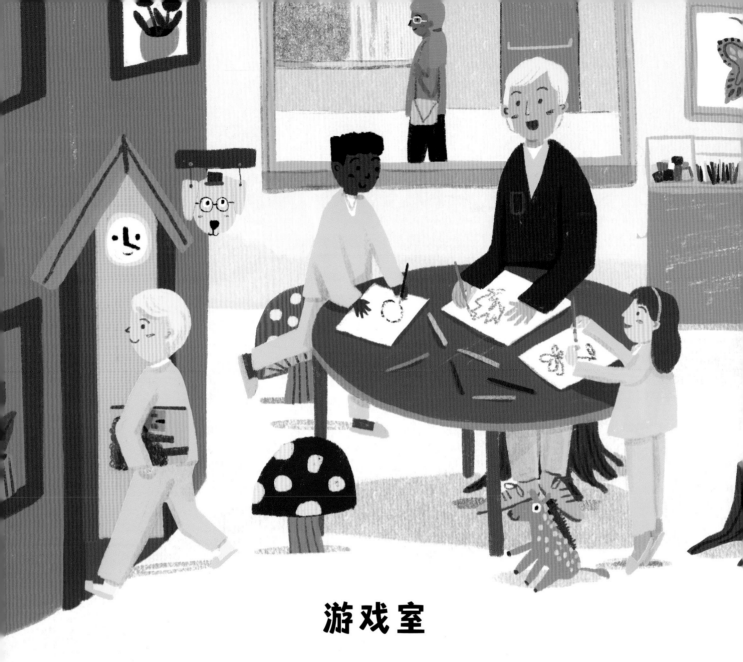

游戏室

在医院的某个角落里，通常有一个为特殊患者准备的区域——游戏室。虽然医院的大部分区域都是到处奔走的医生和护士，但游戏室却是只为孩子们准备的乐园。

托比和阿拉江追娜坐在桌旁画画，佩卓正在玩积木。对有些孩子来说，在医院接受治疗有点儿可怕，但在这里没什么可担心的。游戏室里到处都是玩具、画笔和铅笔。大人们也可以进来，但是在这里他们不能谈论药物或治疗话题。他们只能拿起涂色书，加入到游戏中来！

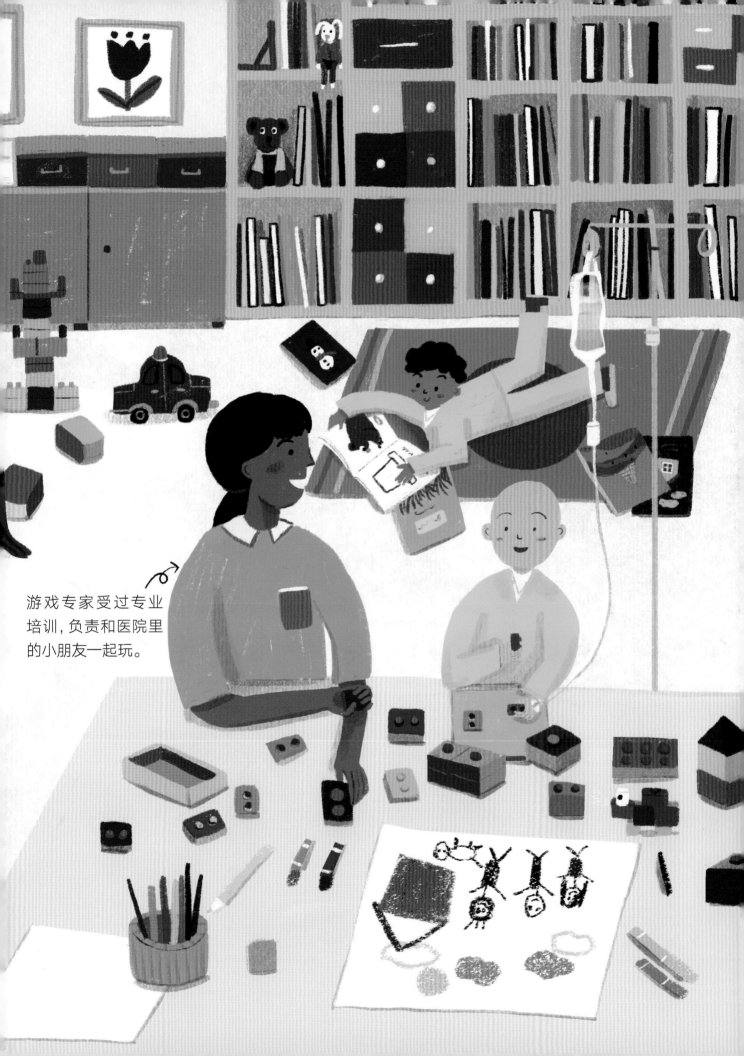

游戏专家受过专业培训，负责和医院里的小朋友一起玩。

物理治疗

    不久前，大卫做了一个腿部的手术，这让他比以前更虚弱了。外科医生告诉大卫，他将和医院的理疗师阿里斯特一起合作。阿里斯特擅长帮助患者通过锻炼来增强肌肉的力量，让他们从疾病和损伤中康复。对虚弱的大卫来说，要想移动身体并不容易。但是阿里斯特非常有耐心，他给大卫演示了很多动作，并让他在跑步机上尝试跑几步。

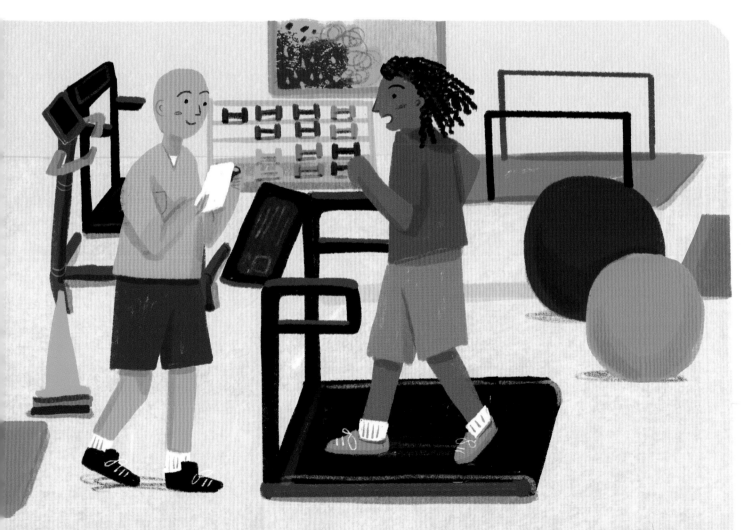

    作为一名理疗师，阿里斯特也帮儿童治疗。有些孩子需要帮忙学习如何走路，有些孩子要努力调整平衡。理疗的常规疗程里包括多种有趣的游戏和活动。

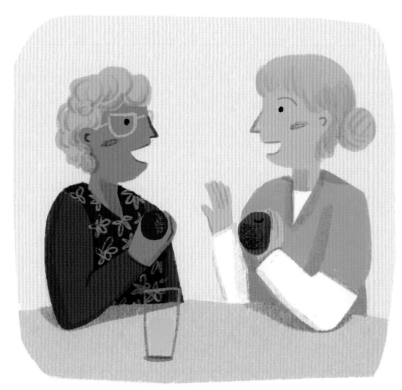

　　隔壁房间里，宝莱正在接受迪文的治疗。迪文是帮她恢复说话能力的言语治疗师。宝莱最近中风了，这使得她在说某些词语时，发音很困难。迪文还用苹果来做一项特殊的练习，帮助宝莱恢复正常吞咽。

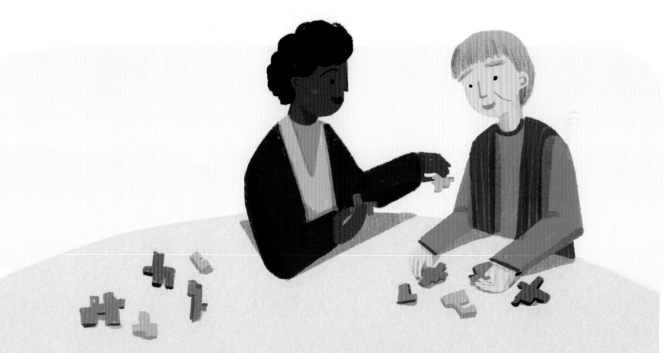

　　此时，理疗师杰西卡通过智力游戏帮助亚历克斯改善他的手眼协调能力。亚历克斯注意到，当他开始接受杰西卡的治疗后，有些事情做起来更容易了，例如接球和写自己的名字。

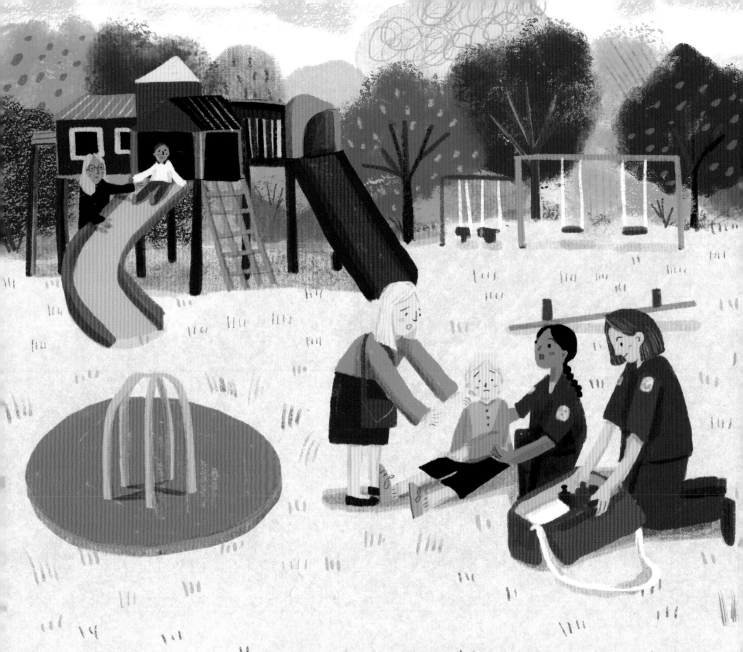

救护车来救援啦

　　凯文一到公园就奔向了旋转木马。他觉得自己在坐旋转木马的时候好像能飞起来。他越转越快，周围的景物变成一片绿影。"妈妈，快看我！"他大喊道，因为他开始感觉有点头晕。

　　凯文松开金属把手，伸出了手臂。但下一秒，他就失去了平衡。有那么一瞬间，他真的飞起来了，但是随后就狠狠地摔倒在地上。妈妈跑到他的身边，凯文抱着自己的胳膊哭了起来。

有个目击者看到了这次意外，拨打了急救电话，呼叫了救护人员。几分钟后，整个公园都听到了救护车的鸣笛声，救援到了！

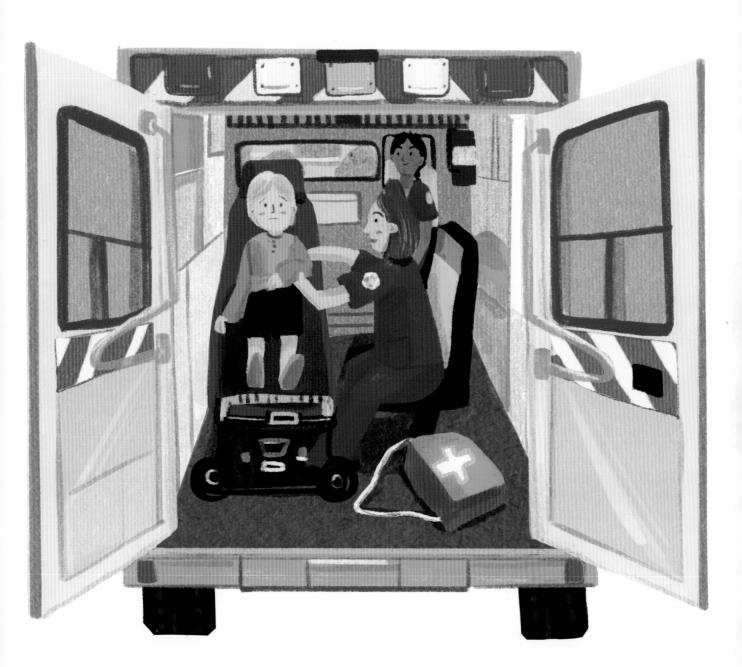

救护人员格洛瑞和尼奇向凯文和他的妈妈进行了自我介绍。他们经受过专业培训，能够为人们提供医疗服务。两位医护人员担心凯文的胳膊可能骨折了。现在对他来说，最重要的是去医院看医生。救护人员把凯文抬上救护车，迅速开往医院。

赶往医院

急救人员有一项至关重要的工作，他们不仅要尽快把患者送到医院，还要在路上照顾他们。救护车里配备了很多急救设备。

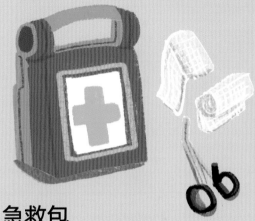

急救包

急救包里装有绷带、剪刀等重要工具，方便医护人员到达事故现场时使用。

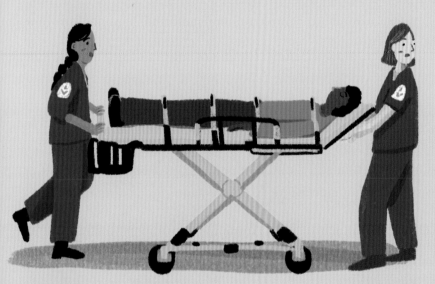

担架

如果你在一场意外中受伤，急救人员通常会使用担架把你送到救护车上。这种担架很轻巧，便于移动。

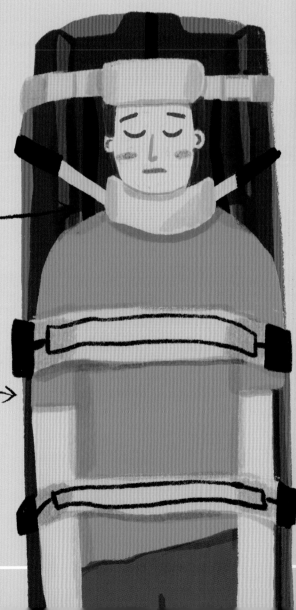

颈托可以将患者的头部和颈部固定得非常牢固。

后背板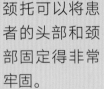

安全可靠

担架上有固定带，确保将患者牢牢固定在后背板上不会跌落，这是为了避免患者受到二次伤害。

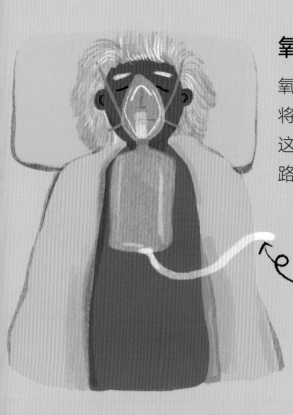

氧气面罩

氧气面罩盖住患者的口鼻，将新鲜氧气送至患者肺部。这可以帮助患者在去医院的路上更好地呼吸。

新鲜的氧气被注入面罩。

空中急救

如果在离医院较远的地方发生紧急事故，医护人员可以乘坐直升机前往。直升机上备有在空中运输患者所需的医疗设备，可以降落在医院的屋顶天台上。

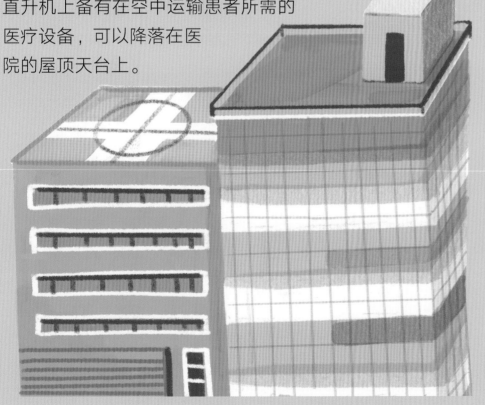

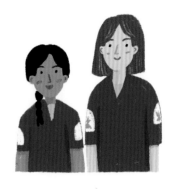

急救医生

急救医生是应对紧急事件的医疗专家。

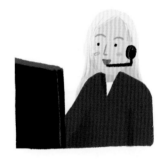

调度员

调度员负责接听急救电话，派送车辆，组织应急服务。

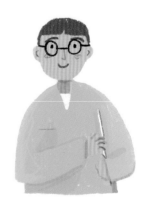

分诊护士

分诊护士与急救医生沟通，决定伤者或患者去医院的哪个病区就诊。

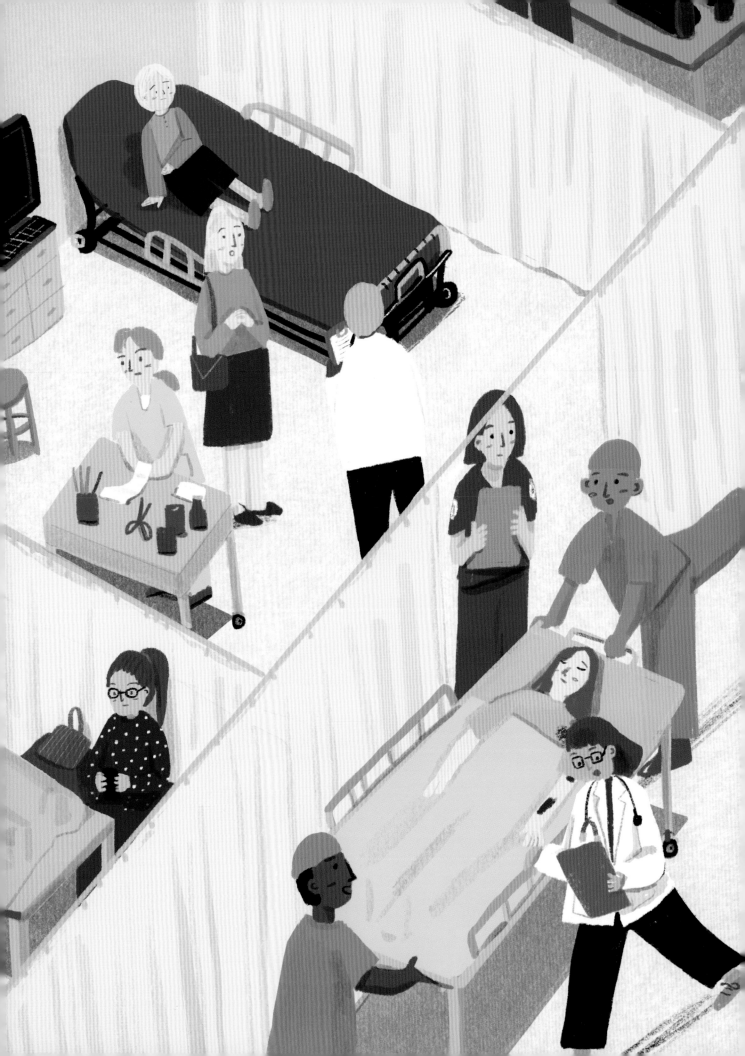

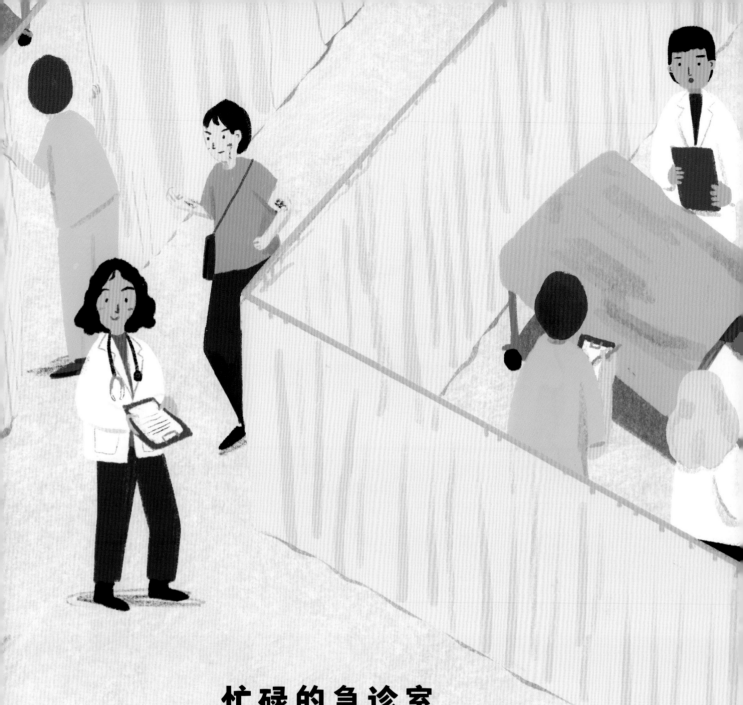

忙碌的急诊室

　　在急诊室里，永远都不会有空闲的时刻。这是人们病情紧急，需要立即就医时的去处。来到急诊室的患者的症状各不相同，比如肚子疼或者严重摔伤。当患者到达时，分诊护士会首先询问他哪里不适、需要什么帮助。分诊护士要弄清患者病情的严重程度。这非常重要，因为在急诊室里，最紧急的病人会优先得到救治。周围有这么多可怜的、伤势严重的患者，多少会让人感到有些不安。但是急诊室里的医护人员已经习惯在快节奏和高压下工作。

胡安在一场车祸中受了重伤。格洛瑞和尼奇是到达事故现场的第一批急救人员，他们开着救护车将胡安接到医院。现在，他们到达了急诊室，胡安将在这里接受莱尼医生和阿什利护士的评估。

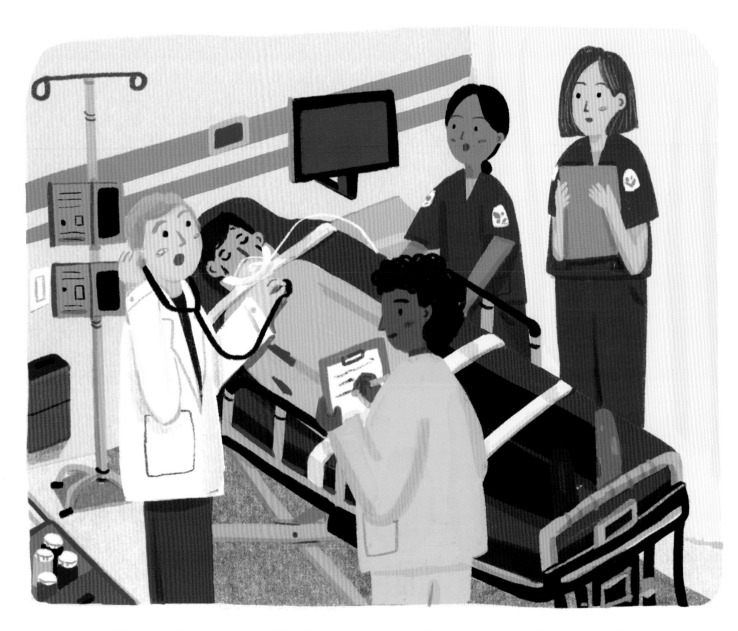

莱尼医生和阿什利护士记录了胡安的呼吸和心跳速度，以及是否有较大的创口或者瘀伤等。这些信息能帮助他们更好地救治胡安，并决策下一步的诊疗方案。

楼下，护士保罗正在照顾罗杰。早些时候，罗杰摔倒了，伤到了右肩，妻子还注意到罗杰的额头上有一道很长的口子。在医院里，罗杰的右胳膊被绷带吊了起来，现在医生准备为他缝合额头的伤口。医生会用一种特殊的线将罗杰的伤口边缘缝合在一起来帮助愈合，这有点像把两片布料缝在一起。护士保罗给医生准备好了缝合托盘。

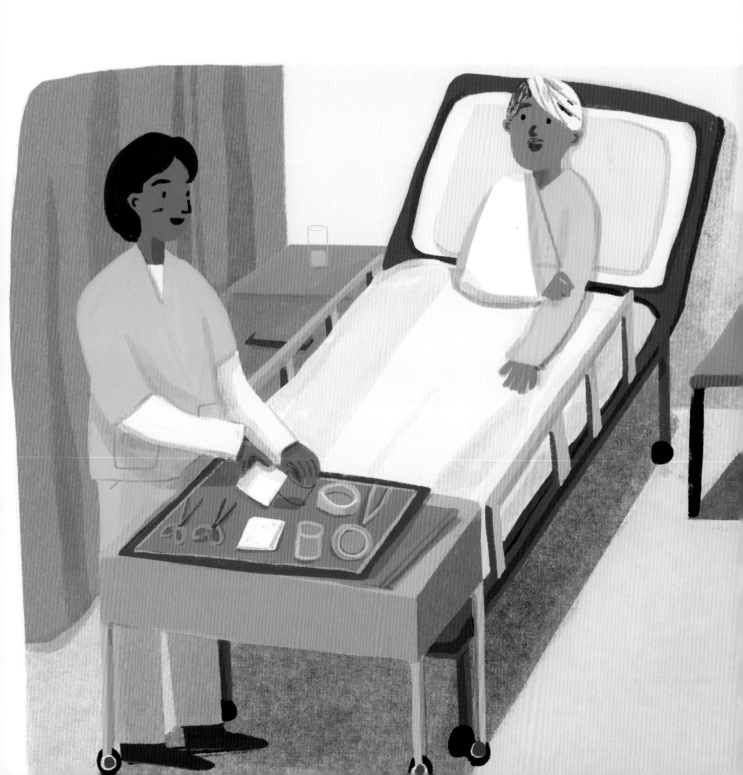

拍X线片

　　琼医生叫凯文和他的妈妈进入诊室检查他的胳膊。凯文很勇敢，但是琼医生知道他一定很疼，所以给他开了些药物，来帮助他缓解疼痛。琼医生告诉凯文，他的胳膊需要拍一张X线片，看看有没有骨折。凯文被带进了一个房间，然后他被指示将手臂轻轻平放在台面上。放射技师调好X线机的定位，在机器启动前走出了房间。一阵蜂鸣声之后，X线片拍好了。

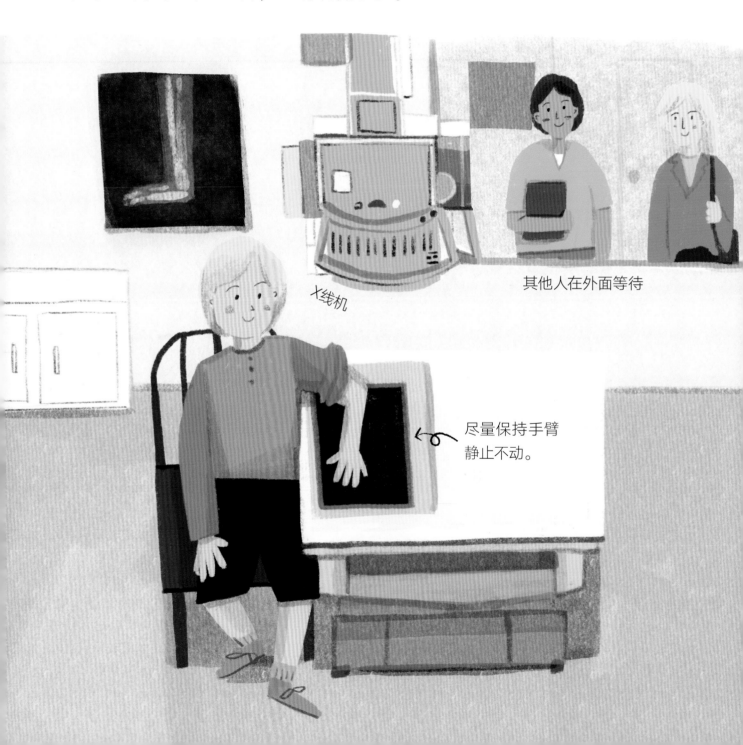

X线机

其他人在外面等待

尽量保持手臂
静止不动。

当X线片传到琼医生的电脑时，她叫凯文和他的妈妈一起查看。她指着一块小小的灰色区域说："那里恐怕有一处骨折。"

凯文看起来很担心，接着又振作起来。"我是不是要打石膏？"他问道。

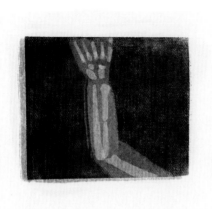

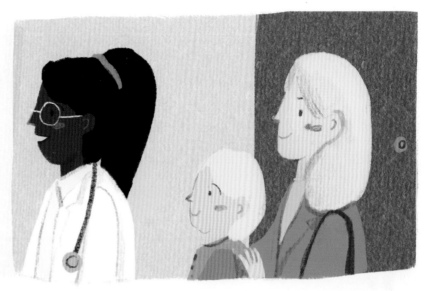

"的确如此！"琼医生说。

在给凯文的胳膊缠上绷带前，她缓慢而轻柔地清洁了凯文的手臂。琼医生问凯文想要什么颜色的石膏，凯文选择了蓝色。琼医生将一卷材料浸入到液体中，然后将其包裹在绷带上，现在，凯文静静地等待它干燥。

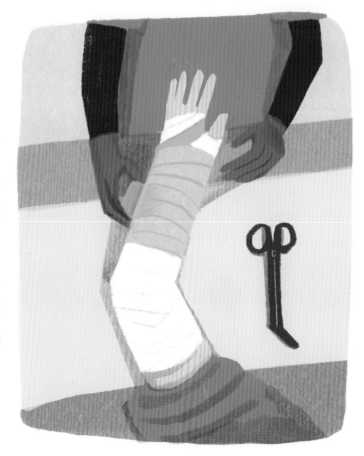

放射科

放射科医生是使用各类先进仪器检查病人身体内部的医生。所得影像有助于医疗团队看到病灶或发现患处。放射科医生还用不同的仪器来查看骨折，检查胎儿等。

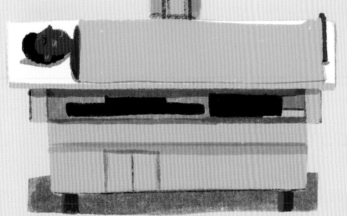

X射线

X线机通过产生和接收X射线来观察人体内部的状况。X射线可以穿透你的身体，生成一张照片。它非常安全，生成的影像就像一张很老的黑白照片。

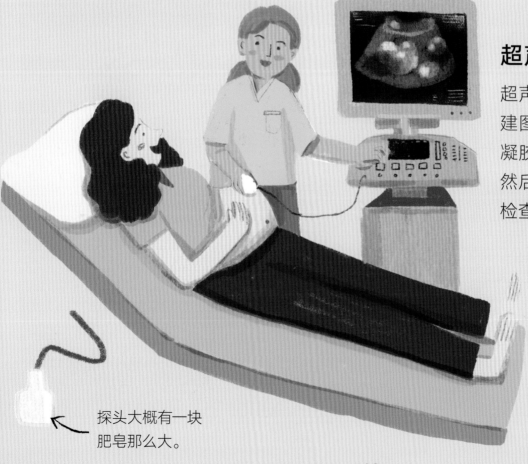

超声波

超声波机使用超声波来创建图像。技师会将凉凉的凝胶物涂在你的皮肤上，然后用一个特殊的探头来检查你的身体内部状况。

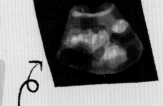

超声波用来观察还在妈妈肚子里的小宝宝。

探头大概有一块肥皂那么大。

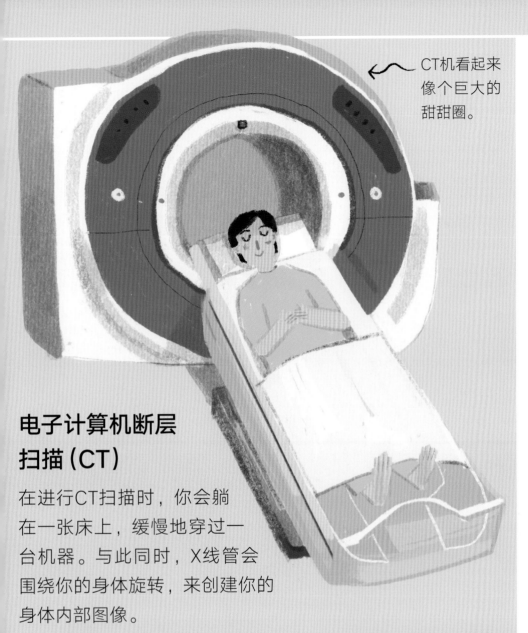

CT机看起来像个巨大的甜甜圈。

电子计算机断层扫描 (CT)

在进行CT扫描时，你会躺在一张床上，缓慢地穿过一台机器。与此同时，X线管会围绕你的身体旋转，来创建你的身体内部图像。

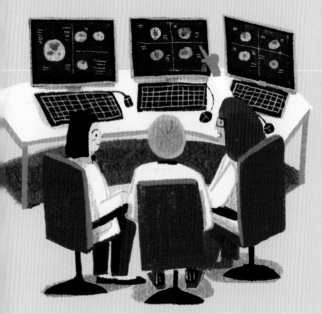

审片室

放射科不同仪器所生成的图像都会被发送到审片室。放射科医生会查看所有的图像，并给出报告结果。

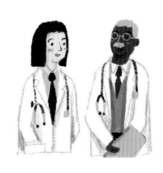

放射科医生

放射科医生是受过专业训练的医生，他们使用医学影像来发现患者的损伤和疾病。

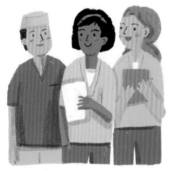

放射技师

放射技师负责操作仪器来创建你身体内部的图像。

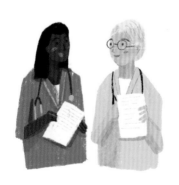

护士

放射科护士负责照看来到放射科的患者。

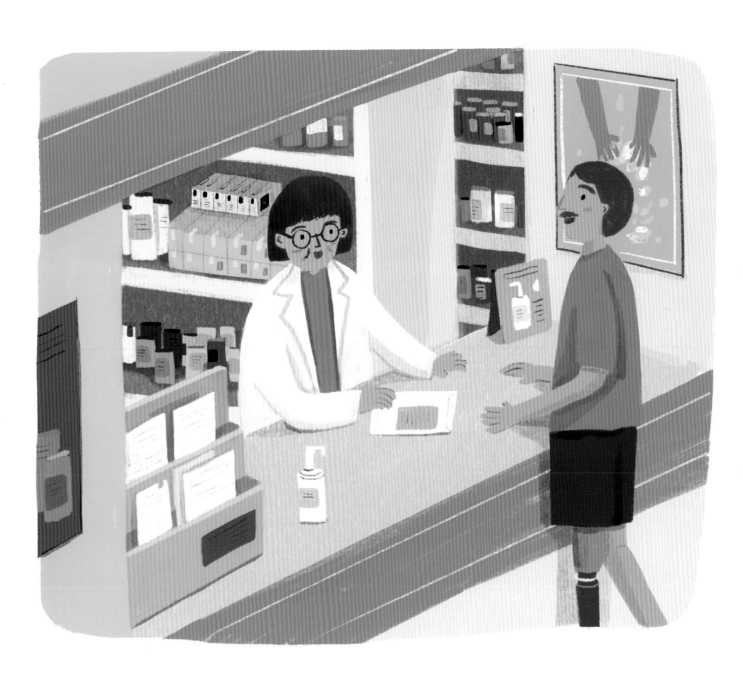

药房

自从右耳听力下降之后，吉姆这几天一直觉得不太舒服。医生告诉吉姆他的耳朵感染了。医生给吉姆开了一张处方，告诉吉姆他需要滴滴耳液，每天滴两次，持续数周。吉姆来到医院药房，把处方单交给了药剂师詹娜。药房里的药品各式各样，有紫色药片和透明药水。

药剂师是负责提供药物知识和药事服务的专业人员。詹娜先看了下吉姆的处方，然后去库房找到准确的药物。她把药物递给吉姆，说明了每天要用两次滴耳液的重要性。

"如果你不按时滴药，可能就达不到预期效果。"詹娜提醒道。

见见你的小妹妹

　　宝贝来啦！历经几个小时的生产后，苔丝紧紧地抱着自己的女儿，看着她睡觉。奥马里举起迈克尔，这样迈克尔就可以看到他刚出生的妹妹了。

　　"当哥哥的感觉如何？"奥马里问他。

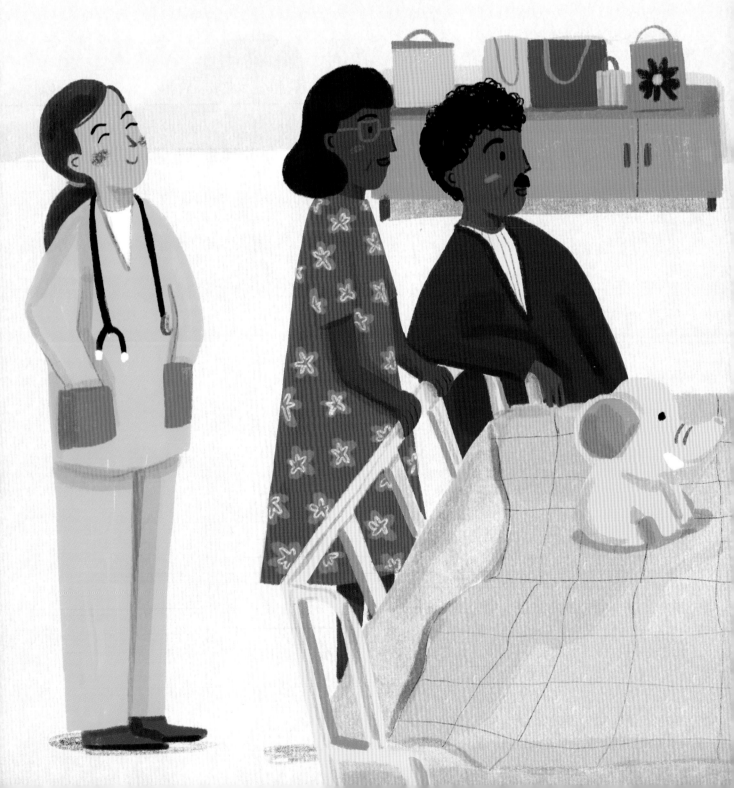

医生和护士给苔丝和她的宝宝做了检查，她们都很健康，苔丝幸福又疲惫。霍利医生一直陪同苔丝生产，她提醒大家，新生儿科医生很快就会来查看她们。走之前，她问苔丝和奥马里是否已经给宝宝取好了名字。

　　"我们准备叫她切丽。"苔丝微笑着回答。

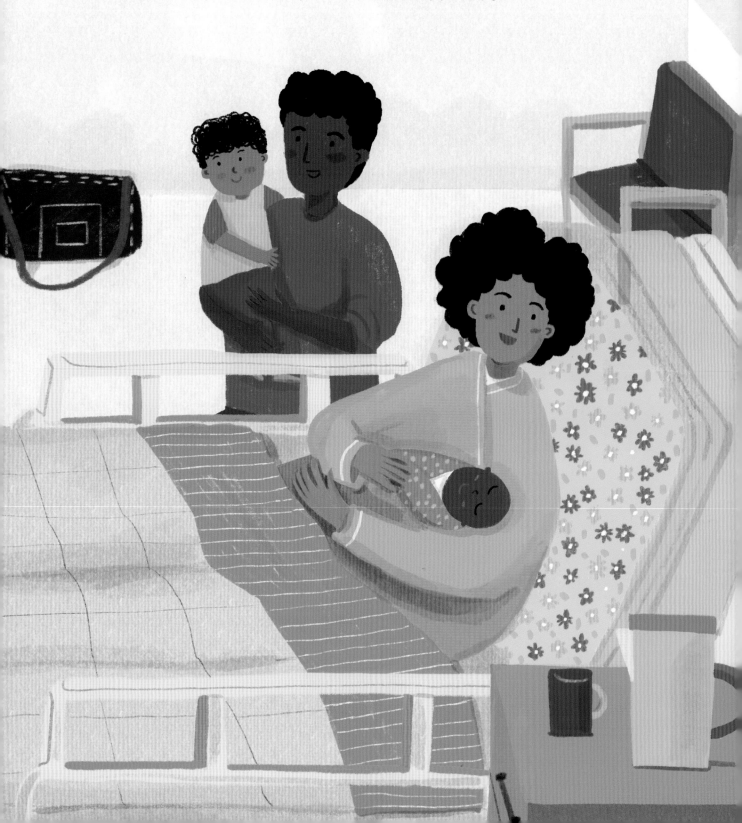

重症监护室

　　阿玛尼和她的母亲坐在一起，阿密特医生讲解着阿玛尼父亲的病情。他已经病了几周，当他到医院就诊时，医生决定让他住进重症监护室。在这里，他的病情可以被随时监测。

　　"我担心他病得很重，可能坚持不了多久了。"阿密特医生解释道。

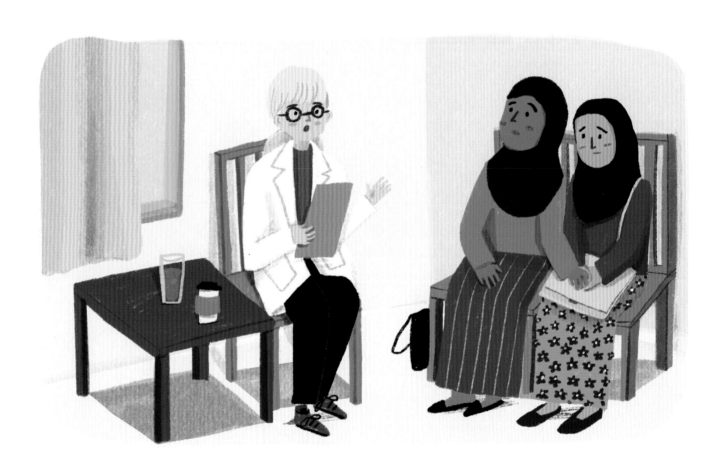

　　阿玛尼紧紧地握着妈妈的手，她想起了祖父去世的时候。当时她很害怕，现在也是同样的感受。父亲身上连着几台仪器，时刻监测着他的呼吸和心跳。药物通过静脉输液管直接输入他的血液，一种叫作鼻导管的装置帮助他呼吸。

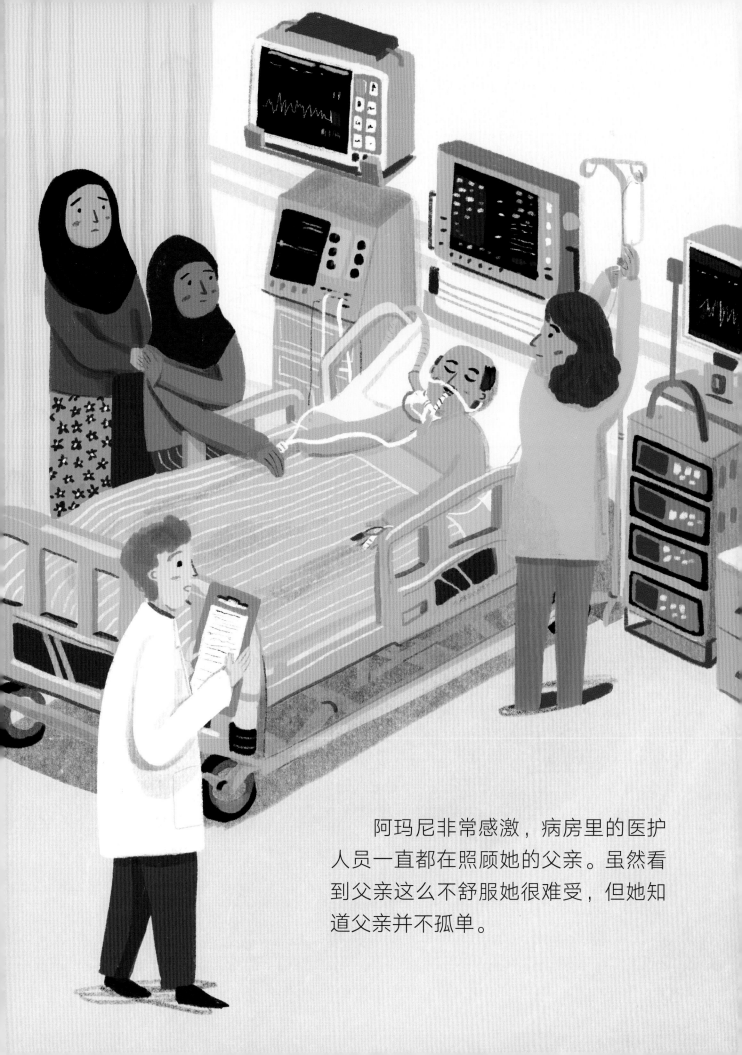

阿玛尼非常感激，病房里的医护人员一直都在照顾她的父亲。虽然看到父亲这么不舒服她很难受，但她知道父亲并不孤单。

团队合作

当你进入医院时，你会发现不同类型的工作人员分工协作。医生、护士、药剂师和心理健康专家等通力合作，来确保患者得到妥善的治疗。社会工作者与社区医疗卫生工作者合作，来确保你有一个健康的生活环境。大家相互依赖——任何人都没办法独自完成。

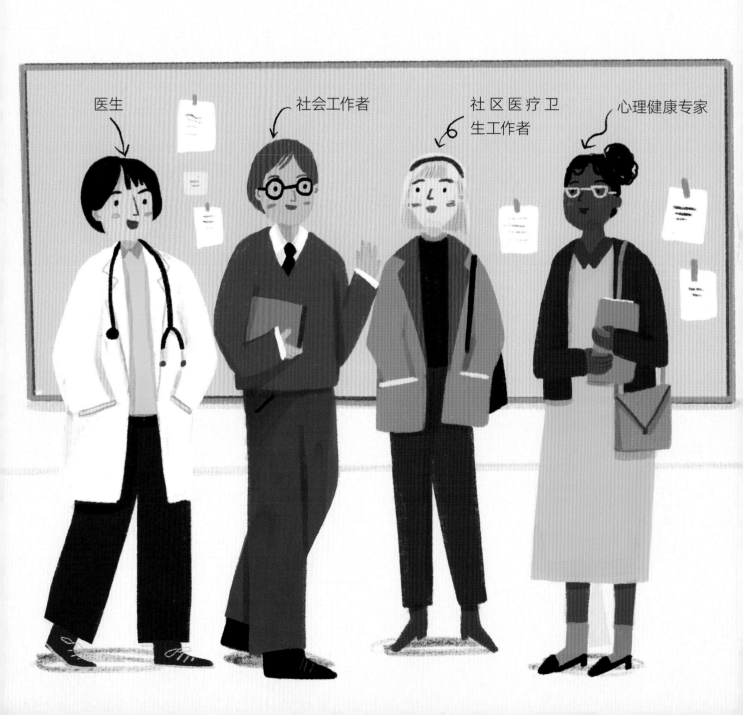

有时，我们可能难以控制情绪。心理健康专家为我们提供更好地了解和探索我们内心感受的方法。

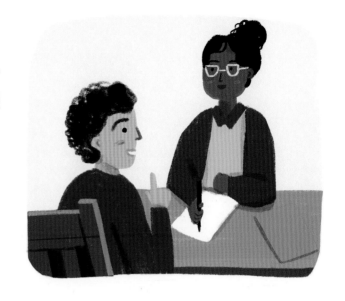

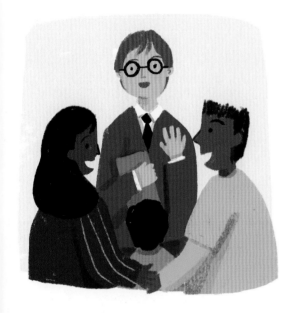

社会工作者在社区中四处走访，帮助那些陷入困境的人们和家庭，让患者了解有哪些资助计划可以帮到他们。

社区医疗卫生工作者是来自街道受过培训的志愿者。他们与医疗组织合作，为患者提供最佳的护理。

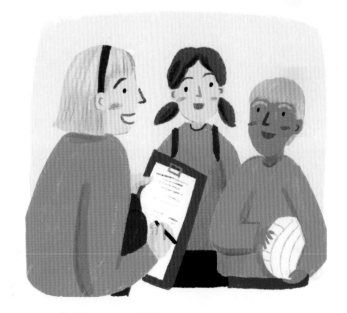

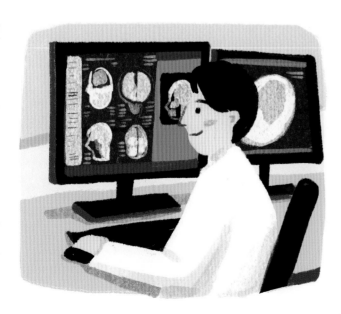

医生与团队的其他成员沟通以确保患者在医院内外都能得到照料。如果他们有不能确定的问题，就会与同事们展开讨论。通力合作，他们就能找到大部分病情的解决方案。

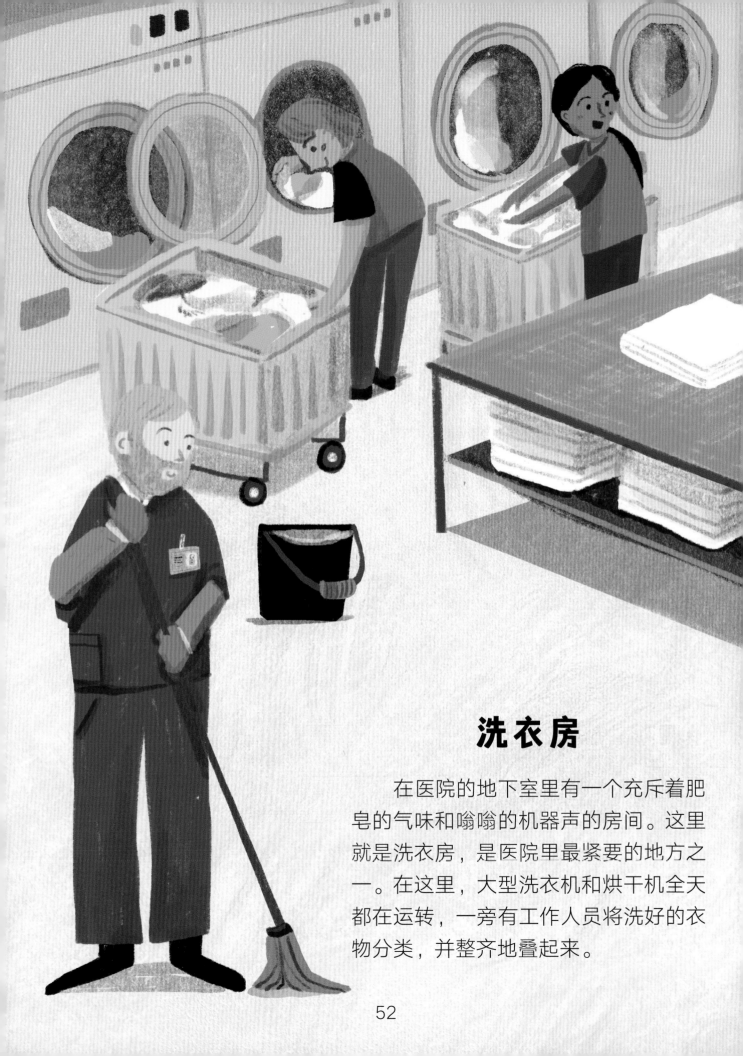

洗衣房

在医院的地下室里有一个充斥着肥皂的气味和嗡嗡的机器声的房间。这里就是洗衣房，是医院里最紧要的地方之一。在这里，大型洗衣机和烘干机全天都在运转，一旁有工作人员将洗好的衣物分类，并整齐地叠起来。

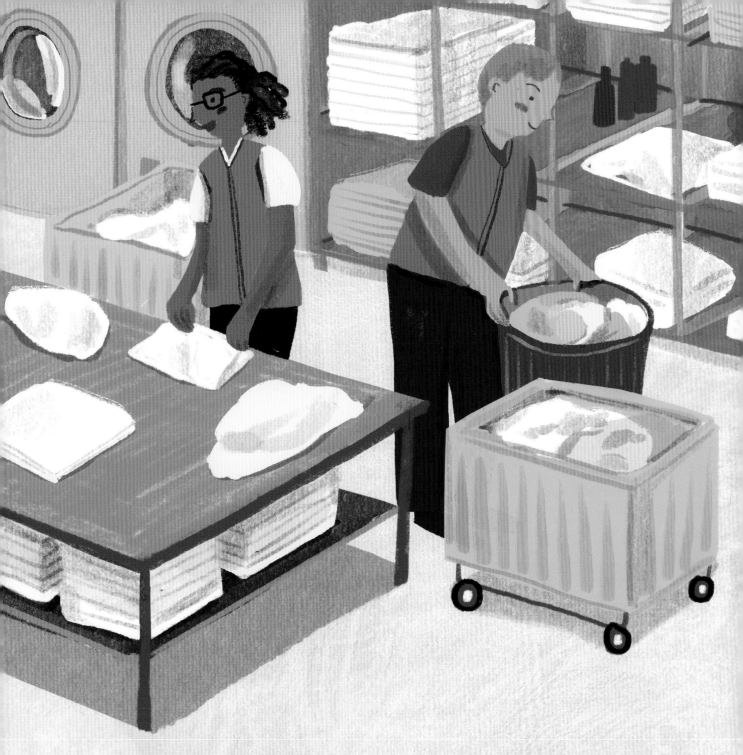

　　这是项很关键的工作，在洗衣房里清洗过的衣物会被送到医院的各个地方，这样病人睡觉时就可以有一条温暖干净的毯子，或在淋浴后换上一件新的罩衫。

　　正在拖地板的是泰瑞，医院的清洁工之一。泰瑞和他的团队的主要工作是保证医院干净整洁，为医疗团队创造一个安全舒适的工作环境。

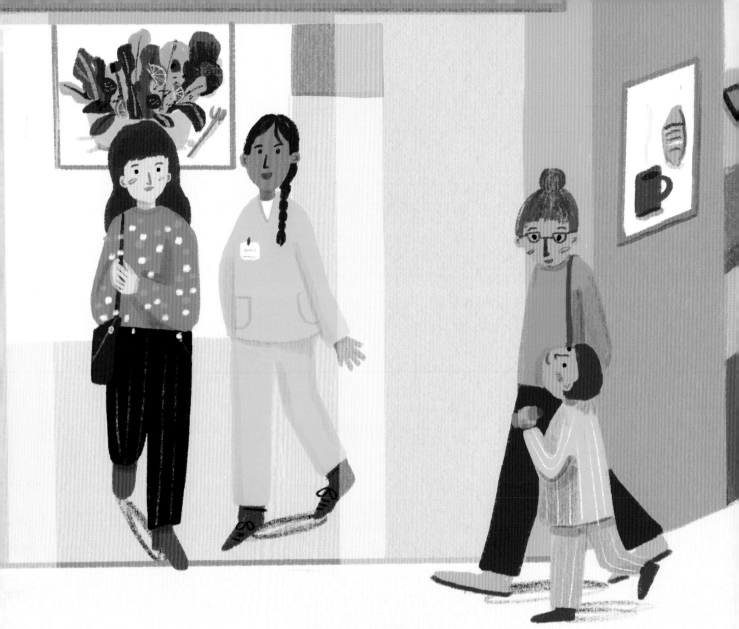

休息时间

　　每个人都应该在忙碌之余休息片刻，尤其是在有松饼和咖啡的时候！医务人员在休息时间会去食堂与同事们一起休息一会儿，聊聊天。沃达哈医生和奥尼医生讨论着他们各自的孩子和即将到来的周末计划。与此同时，乔安娜医生遇到了即将开始轮班的理疗师皮特。自从乔安娜开始去新病区工作后，他们有段时间没见面了，皮特换了新发型！在如此繁忙和紧张的工作下，医院的工作人员非常珍惜这宝贵的时光，在食堂补充体力，然后再次出发去照顾他们的病人。

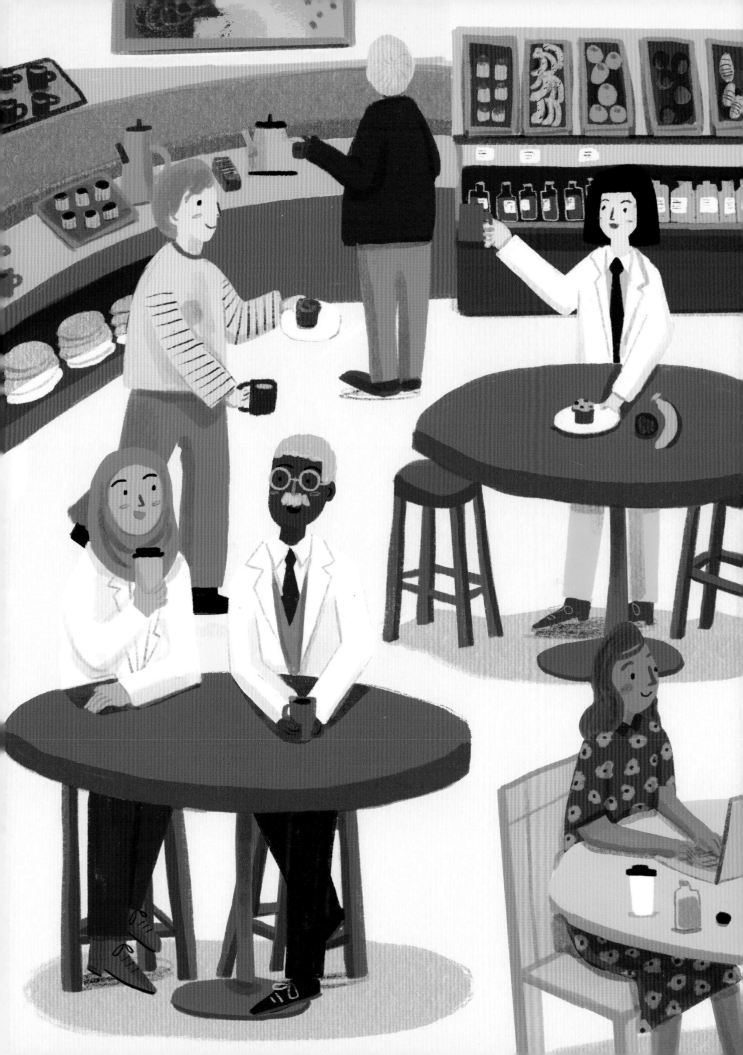

大家都好吗？

夜幕降临，对于某些病人来说，这是非常忙乱的一天。医护人员开始查房，看看患者们情况如何。经过一上午的治疗和游戏室的愉快时光后，佩德罗期待着能睡个好觉。

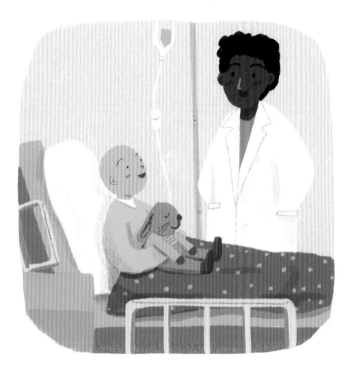

"佩德罗，你今天非常勇敢。"威廉医生在他的床边说。

"明天你也会来吗？"佩德罗抱着他的泰迪熊问道。

"当然。"威廉医生回答道。

大卫向克里斯托医生讲述了他第一次接受物理治疗的感受。

"我有点紧张，但在阿里斯特的帮助下，我感觉自己有力气了。不过，他对我要求很严格！"

克里斯托医生笑了起来："你等着下一次治疗吧。"

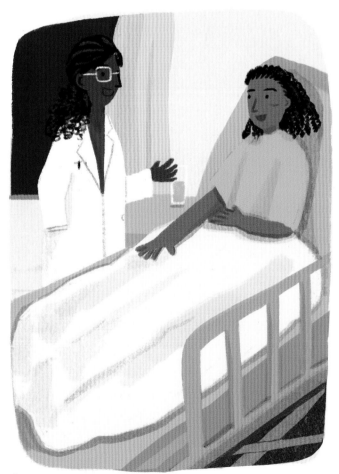

56

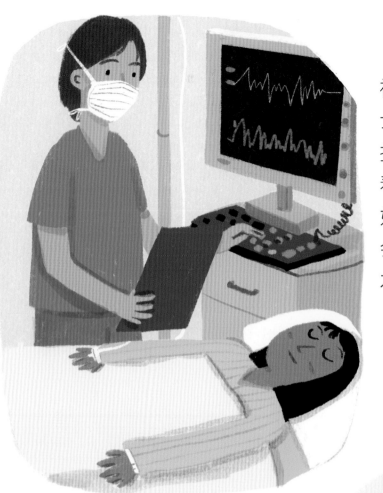

希拉的阑尾手术非常顺利，她被推进了术后观察室。在这里，护士可以观察她的情况。护士普莉西拉检查了希拉正在用的药物，然后看了一眼监护仪，看上去一切都很好，很正常。用不了多久，希拉就会醒来，普莉西拉就可以告诉她手术很成功了。

莲被采血员玛丽亚采完血已经过去几个小时了。琳赛医生和团队查看了验血结果，他们对结果很满意。琳赛医生给莲开了些能帮她缓解症状的药，并告诉她现在可以回家了！

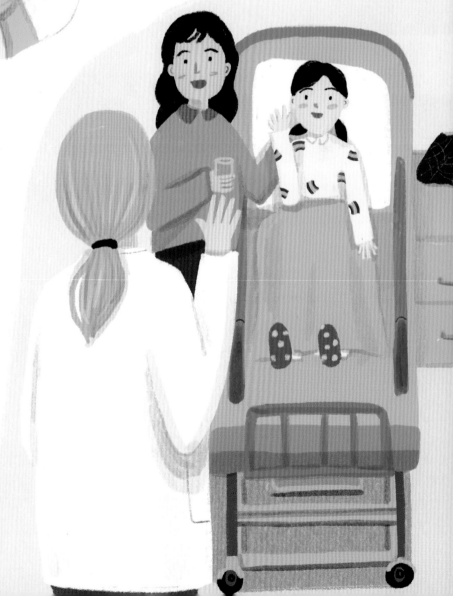

晚安

太阳落山了，医院又度过了忙碌的一天。当夜班人员到来时，他们遇到了疲惫的医生和护士，白班医护人员告诉他们白天发生的事情，并交代夜班应注意的情况。有些患者准备回家了，有些患者则刚到医院，为明天的手术做准备。

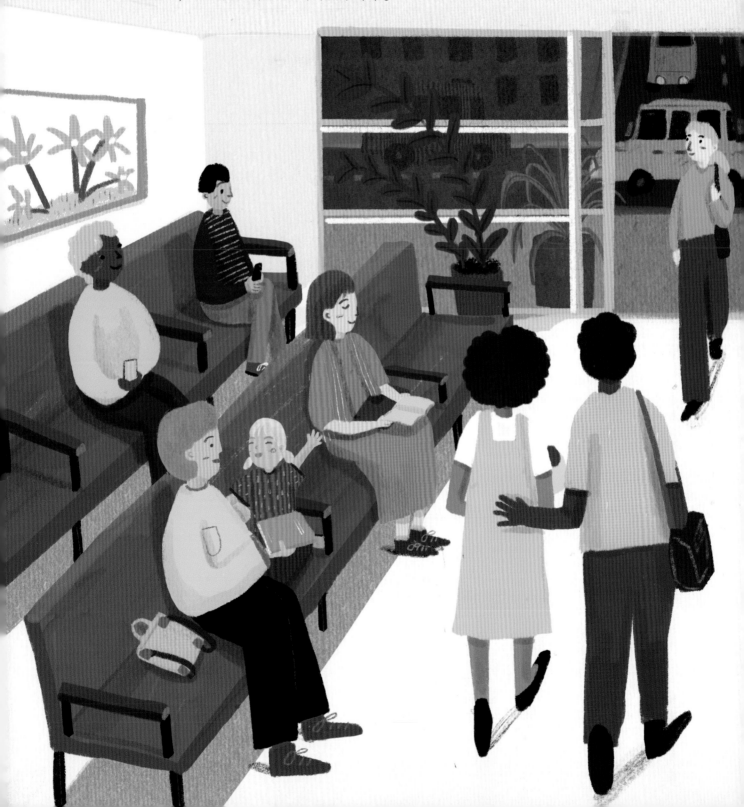

当晚上十点的钟声敲响时，苔丝和奥马里带着切丽走了出来。夜晚，医院的节奏开始放缓。病人准备入睡，值夜班的医务人员一切就绪，病人即便在睡觉时也会得到照看。无论何时，如果你需要的话，在医院总会有人能为你提供帮助。

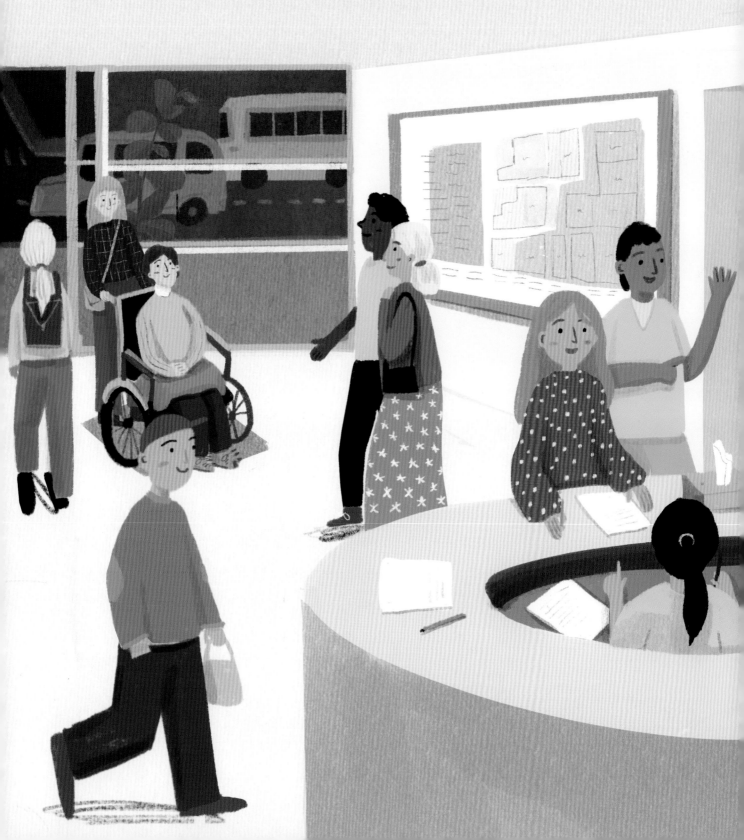

医学词汇表

急诊室

人们病情危重或受伤时首先要去的科室。急诊室的医务人员将确定他们是否可以在那里为你提供帮助，或者你是否需要转入医院的其他科室。

救护车

运送病人或者伤者到医院的特殊车辆。

麻醉师

确保你在手术期间睡着的医生。

阑尾

附着在肠道上的小器官，有时会被感染，不过不是每个人都会！

抑郁

一种心理状况，即便病人试图快乐，也会感到非常低落和悲伤。

医生

受过培训的医疗专业人员。医生可以诊断病情并给出治疗建议。

骨折

骨头断裂。

全科医生

诊治常规、轻症疾病或受伤患者的医生。全科医生通常在独立于医院的诊所工作。

肠道

位于胃部下方，是帮助你消化食物的器官。

化验室

有医疗设备可以对血液等样本进行特殊检测的科室。

分娩

新生儿诞生的过程。

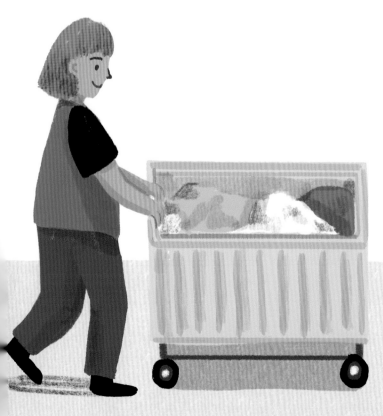

产房

即将生宝宝的产妇待的房间。

医学院

培养医生的专业院校。

药物

帮助治疗疾病或让我们感觉好一点的药丸、液体和粉末。

心理健康

这是你感受、思考和行为的方式！关心你的身体和心理健康都十分重要。

助产士

受过专业训练的医护人员，可以在产妇分娩期间照料准父母和婴儿。

肌肉

助力我们移动、跳舞和玩耍的身体组织！

护士

训练有素的照顾身体不适的人的医疗专业人员。护士与医生合作，帮助病人痊愈。

手术

外科医生修复你身体的过程。

急救医生

对医院外的医疗紧急情况做出响应，通常在救护车上。

医师

医生的另一种称呼。

精神科医生

为精神病患者诊治的医生。专注于你的思想和情感的医生。

听诊器

一种能帮助医生听到身体某些部位的声音的特殊工具。

外科医生

为病人进行手术的医生。

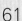

献给我亲爱的家人和我的第一位医护偶像，
我的妈妈。
谢谢你一直相信我的梦想可能成为现实。

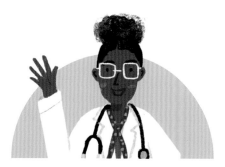

作者：克丽丝托·沃拉医生

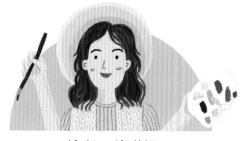

绘者：徐瑾妮
顾问：菲尔德卡姆思医生

本书中文简体版专有出版权由MACMILLAN PUBLISHERS INTERNATIONAL LIMITED经由安德鲁纳伯格联合国际有限公司授予电子工业出版社，未经许可，不得以任何方式复制或抄袭本书的任何部分。

版权贸易合同登记号　图字：01-2023-4679

图书在版编目（CIP）数据

医院的一天 ／（英）克丽丝托·沃拉医生著；（英）徐瑾妮绘；马瑞泽译. --北京：电子工业出版社，2023.12
ISBN 978-7-121-46588-8

Ⅰ. ①医… Ⅱ. ①克… ②徐… ③马… Ⅲ. ①医院—少儿读物 Ⅳ. ①R197.3-49

中国国家版本馆CIP数据核字（2023）第208112号

责任编辑：高　爽
印　　刷：北京瑞禾彩色印刷有限公司
装　　订：北京瑞禾彩色印刷有限公司
出版发行：电子工业出版社
　　　　　北京市海淀区万寿路173信箱　邮编：100036
开　　本：889×1194　1/16　印张：4.25　字数：91.65千字
版　　次：2023年12月第1版
印　　次：2023年12月第1次印刷
定　　价：59.00元

凡所购买电子工业出版社图书有缺损问题，请向购买书店调换。若书店售缺，请与本社发行部联系，联系及邮购电话：（010）88254888，88258888。

质量投诉请发邮件至zlts@phei.com.cn，盗版侵权举报请发邮件至dbqq@phei.com.cn。

本书咨询联系方式：（010）88254161转1952，gaoshuang@phei.com.cn。